ABHANDLUNGEN DER DEUTSCHEN AKADEMIE
DER WISSENSCHAFTEN ZU BERLIN

*Klasse für Medizinische Wissenschaften*
*Jahrgang 1953 Nr. 3*

# ANÄSTHESIEPROBLEME

Sektions-Veröffentlichung Nr. 1
der Klasse für Medizinische Wissenschaften der Akademie
Sektion für Chirurgie

1954

AKADEMIE-VERLAG · BERLIN

Verantwortlich für das Tagungsprogramm: W. FELIX, Berlin

Redaktion: L. BARTH, Berlin-Buch

Erschienen im Akademie-Verlag GmbH., Berlin W 8, Mohrenstraße 39
Veröffentlicht unter der Lizenznummer 1218
des Amtes für Literatur und Verlagswesen der Deutschen Demokratischen Republik
Satz und Druck der Buchdruckerei F. Mitzlaff KG., Rudolstadt i. Thür. V/14/7 (102)
Bestell- und Verlagsnummer 2001/53/II/3
Preis: DM 7,—
Printed in Germany

# VORTRÄGE UND DISKUSSIONEN
# DER ARBEITSTAGUNG „ANÄSTHESIE“ DER SEKTION FÜR CHIRURGIE
# DER DEUTSCHEN AKADEMIE DER WISSENSCHAFTEN ZU BERLIN
# AM 20. OKTOBER 1953

# Inhalt

# Begrüßung

Prof. Dr. W. Felix
Direktor der Chirurgischen Universitätsklinik der Charité, Berlin,
Vorsitzender der Sektion für Chirurgie der D. A. d. W.

Meine sehr verehrten Damen und Herren!

Ich möchte Sie alle auf das herzlichste begrüßen. Ein besonderer Gruß gilt unseren verehrten Gästen, den Vertretern unserer Ministerien und den Kollegen aus Westdeutschland und Westberlin.

Gestatten Sie zunächst einige Worte über das Tagungsprogramm. Es besteht aus einem geschäftlichen und aus einem wissenschaftlichen Teil. Der erste wird sich befassen mit Ausführungen über Gründung der Gesellschaft für Anästhesie, über Facharztfrage und über Ausbildungsgang des Anästhesisten in der DDR. Er wird sich ferner abgeben mit einer Aussprache über die dringliche Not- oder Übergangslösung der Anästhesistenfrage in der DDR bis zur Festlegung gesetzlicher Bestimmungen.

Der wissenschaftliche Teil bringt praktische und experimentelle Themen. Zehn Vorträge sind vorgesehen. Sie werden in erster Linie von unserer Jugend übernommen. Sie lassen genug Zeit übrig zu einer reichlichen wissenschaftlichen Aussprache.

Die ganze moderne Anästhesie kann am besten aus ihrer Entwicklung heraus verstanden werden. Ich habe die ersten bedeutenden Fortschritte der Chirurgie der Brustorgane unter meinem Lehrer Sauerbruch besonders eindrucksvoll erlebt. Sie waren weniger an operativtechnische Neuerungen gebunden als an erfolgreiche Anwendung des Druckdifferenzverfahrens. Ein Krankheitsbild ist mir noch besonders lebhaft in Erinnerung, das Cardiakarzinom, um dessen Resektionstherapie sich Sauerbruch ja ganz besonders bemüht hat. Gerade bei der Cardiaresektion zeigte sich, daß das Druckdifferenzverfahren nach längerer Dauer für den Kranken doch eine starke Belastung darstellte. Die Kranken wurden nach einer gewissen Zeit zyanotisch. In der Zwischenzeit ist ja diese Zyanose experimentell und theoretisch auf das genaueste analysiert worden. Auf Einzelheiten kann ich hier nicht eingehen. Die Intubationsnarkose erlaubte nun, das Cardiakarzinom viel weniger eingreifend zu entfernen. Wir wissen alle, wieviel wir heute besonders in der Chirurgie der Brustorgane den modernen Narkoseverfahren verdanken. Sie haben ihre Überlegenheit bewiesen. Ihre theoretische Begründung läßt noch manche Frage offen. Wir werden heute vielleicht die eine oder andere Antwort erleben. Die Intubationsnarkose, die kontrollierte Blutdrucksenkung und das neueste Verfahren, der künstliche Winterschlaf, bedeuten eine ungemeine Anregung für klinisches, patho-physiologisches und pharmakologisches Denken und Handeln. Die Fülle ihrer praktischen und theoretischen Probleme rechtfertigt die Abgrenzung eines Spezialfaches für Anästhesie innerhalb der operativen Medizin. Ob wir in Deutschland reine Anästhesisten oder die Vereinigung von Chirurg und Anästhesist in einer Person in Zukunft erleben, kann heute noch nicht abgesehen werden.

Die Operationsgruppe hat sich durch die Anästhesiegruppe überall noch vergrößert. Dem Operateur fällt jedoch die entscheidende Verantwortung zu. Das bedeutet keinesfalls eine

Beeinträchtigung seiner Zusammenarbeit mit dem Anästhesisten. Jeder Operateur wird sich vom Anästhesisten gern eine Warnung sagen lassen und den Eingriff notfalls abkürzen oder abbrechen.

Wir werden auch in der DDR in unseren großen Krankenhäusern Anästhesie-Abteilungen gründen. Wir brauchen solche für den praktischen Betrieb und zu Ausbildungszwecken. Damit ist ein weiteres Fach als Unterabteilung der großen Chirurgie aufgetreten. Es wird sich einreihen und entwickeln wie ein neues Glied in einer friedlichen Familie.

# Bericht über die Gründung der Deutschen Gesellschaft für Anästhesie

von Dr. L. Barth
Anästhesist, Geschwulstklinik der Deutschen Akademie der Wissenschaften, Berlin-Buch

Die Bestrebungen, auch in Deutschland einen Facharzt für Anästhesie einzuführen und die Anästhesie zu einem Spezialgebiet zu erheben, befanden sich bereits vor 14 Jahren in beinahe demselben Stadium wie heute. Damals hatte der Freiburger Chirurg Killian, der nicht zuletzt durch sein ausgezeichnetes und noch heute modernes Narkoselehrbuch bekannt wurde, alle notwendigen Schritte hierzu vorbereitet, scheiterte jedoch zu dieser Zeit noch am Widerstand einiger weniger maßgeblicher Chirurgen.

Heute sind die Voraussetzungen günstiger. Es hat sich inzwischen erwiesen, daß die von der modernen Chirurgie und von anderen medizinischen Fachgebieten an die Anästhesie gestellten Forderungen nur durch Spezialärzte zu erfüllen sind. Die modernen Anästhesieverfahren können zwar von jedem geschickten Arzt technisch erlernt und zur Zufriedenheit der Chirurgen eingesetzt werden. Es muß jedoch betont werden, daß die in den letzten Jahren entwickelten und in die Praxis eingeführten Narkoseverfahren viel größere Gefahren in sich bergen, als gemeinhin angenommen wird. Statistiken aus Ländern, die seit mehr als 50 Jahren über Fachärzte für Anästhesie verfügen, beweisen, daß die Narkosemortalität an solchen Kliniken, die keinen Narkosefacharzt besitzen, erheblich höher ist als in Kliniken, wo alle Narkosen von Fachärzten geleitet oder beaufsichtigt werden. — Das war zu einer Zeit, als Curare die modernste Narkoseerrungenschaft darstellte. Inzwischen ist durch die kontrollierte Hypotension, künstliche Hypothermie und Narkosepotenzierung durch Phenothiazine das Rüstzeug des Narkotiseurs erneut erweitert worden, hat deshalb aber nicht an Gefahren verloren.

Die Narkosemethoden, welche die riesigen, in das vegetative Nervensystem eines durch Krankheit schwer geschädigten Organismus entscheidend eingreifenden Operationen überhaupt erst lohnenswert machen, gehören daher unbedingt in die Hand von Spezialisten. Überdies ist auf diesem Gebiete noch eine erhebliche Forschungsarbeit zu leisten.

Es gibt also genügend Gründe, die es im Interesse der Kranken, im Interesse der Chirurgen und im Interesse des allgemeinen Fortschrittes für erstrebenswert erscheinen lassen, die gegenwärtig in Deutschland in ihren Anfängen stehende Entwicklung auf dem Gebiete der Anästhesie dahin zu betreiben, daß wenigstens an den großen chirurgischen Zentren und an Forschungsstätten Narkosespezialisten eingesetzt werden. Letzten Endes wird auch in den meisten Krankenhäusern mit mehr als 1000 Betten und mehreren Fachabteilungen infolge der vielfältigen Betätigungsmöglichkeiten ein Facharzt für Anästhesie am Platze sein. — Ich erinnere nur an die Behandlung der Poliomyelitis und der Schlafmittelvergiftungen in der inneren Medizin, an die Wiederbelebung asphyktischer Neugeborener und Frühgeburten in der Geburtshilfe, an die Schockbehandlung unter Curareschutz in der Psychiatrie, an die Angiocardiographie und viele andere Dinge, wo die Hilfe eines Narkosespezialisten angebracht ist.

Um diesem Idealzustand näher zu kommen, sind noch viele Voraussetzungen, vor allem organisatorischer und wirtschaftlicher Art, zu schaffen, die von Einzelpersonen nicht zu bewältigen sind. Es ist daher der Zusammenschluß aller Anästhesisten und aller an der Anästhesie interessierten Ärzte beschlossen und inzwischen verwirklicht worden.

Am 10. April 1953 wurde auf der dem 70. Kongreß der Deutschen Gesellschaft für Chirurgie angeschlossenen Anästhesietagung von der Deutschen Arbeitsgemeinschaft für Anästhesiologie eine Deutsche Gesellschaft für Anästhesie gegründet.

Die heutige, von der Sektion für Chirurgie der Deutschen Akademie der Wissenschaften einberufene erste Arbeitstagung für Anästhesie in der Deutschen Demokratischen Republik ist zugleich die erste Gelegenheit, den damals an der Teilnahme verhinderten Anästhesisten und anästhesiologisch interessierten Ärzten einen kurzen Bericht über die Gründungsversammlung der Deutschen Gesellschaft für Anästhesie zu geben.

Unter dem Vorsitz von Herrn Bark (Todtmoos) wurden zunächst Sinn und Zweck dieser Gesellschaft sowie ihre Satzungen, die ich auszugsweise wiedergeben will, diskutiert. Herr Frey (Heidelberg), der Schriftführer der neugegründeten Gesellschaft, hat freundlicherweise eine Reihe von Vervielfältigungen der Satzungen mitgebracht, so daß sie im vollen Wortlaut eingesehen werden können.

Folgende wesentlichen Punkte daraus sind zu erwähnen:

§ 1. Die Deutsche Gesellschaft für Anästhesie (D.G.A.) bezweckt, deutsche Ärzte zu gemeinsamer Arbeit am Ausbau und Fortschritt der Anästhesie zu vereinen und die Interessen ihrer Mitglieder zu wahren. Sie ist ein gemeinnütziger eingetragener Verein im Sinne des § 21 BGB.

Sie hat ihren Sitz am jeweiligen Wohnsitz des Schriftführers. Die Eintragung ins Vereinsregister erfolgt beim Amtsgericht Heidelberg.

§ 4. Die D.G.A. besteht aus ordentlichen, außerordentlichen, korrespondierenden und aus Ehrenmitgliedern sowie einem wissenschaftlichen Beirat.

Offizielles Mitteilungsblatt der D.G.A. ist die Zeitschrift „Der Anästhesist".

§ 5. Mitglied der Gesellschaft kann werden, wer sich in anerkannter Weise praktisch oder wissenschaftlich mit Anästhesie beschäftigt.

Wer in die Gesellschaft als Mitglied aufgenommen werden will, muß einen schriftlichen Antrag an den Schriftführer stellen. Über die Aufnahme entscheidet ein vom Vorstand zu ernennender Ausschuß nach Anhörung zweier ordentlicher Mitglieder, die den Antragsteller kennen.

Ordentliche Mitglieder müssen Fachärzte für Anästhesie sein gemäß den beigefügten Facharztbestimmungen.

Physiologen, Pharmakologen, Chirurgen und andere Ärzte sowie Anästhesisten, die noch in Ausbildung begriffen sind oder die Tätigkeit als Anästhesist nur nebenberuflich ausüben, können als außerordentliche Mitglieder aufgenommen werden. Diese nehmen an den wissenschaftlichen Verhandlungen in gleicher Weise teil wie die ordentlichen Mitglieder und haben beratende Stimme.

Ausländische Anästhesisten, die zur Förderung der Anästhesie in Deutschland beigetragen haben, können auf Vorschlag des Vorstandes als korrespondierende Mitglieder aufgenommen werden.

§ 9. Der Vorstand der D.G.A. besteht aus:

1. dem Vorsitzenden,
2. dem ständigen Schriftführer, der die Gesellschaft gerichtlich und außergerichtlich vertritt und zugleich stellvertretender Vorsitzender ist,
3. dem Kassenführer.

Der Vorstand wird unterstützt von einem Ausschuß; dieser setzt sich zusammen aus:

1. den Vorstandsmitgliedern,
2. dem bisherigen Vorsitzenden, der zugleich zweiter stellvertretender Vorsitzender ist,
3. dem 2. Schriftführer, der den ständigen Schriftführer vertritt,
4. dem Sachbearbeiter für Facharztfragen,
5. dem Sachbearbeiter für Presse und Rundfunk,
6. dem Verbindungsmann zu den nebenberuflichen Anästhesisten,
7. je einem Vertreter in Berlin und in Ostdeutschland.

§ 10. Die Wahl der Vorstands- und Ausschußmitglieder erfolgt in der Hauptversammlung nach demokratischen Gesichtspunkten. Ihre Amtsdauer beträgt 2 Jahre.

Zu Vorstands- und Ausschußmitgliedern können nur ordentliche Mitglieder gewählt werden — mit Ausnahme des Verbindungsmannes zu den nebenberuflichen Anästhesisten, der ein außerordentliches Mitglied sein sollte.

Alle Mitglieder des Vorstandes, mit Ausnahme des Vorsitzenden, sind wiederwählbar.

§ 11. Die Hauptversammlung besteht aus den ordentlichen, außerordentlichen, korrespondierenden und Ehrenmitgliedern der Gesellschaft. Sie ist beschlußfähig, wenn mindestens 20% der ordentlichen Mitglieder anwesend sind.

Nach ausgiebiger Diskussion der Satzungen erfolgte die Wahl des Vorstandes und des Vorstandsausschusses.

In den Vorstand wurden gewählt:

1. Herr Bark (Todtmoos) . . . . . . . . . . . . . . . . . . . . Vorsitzender
2. Herr Frey (Heidelberg) . . . . . . . . . . . . . . . ständiger Schriftführer
3. Herr Möller (Wuppertal-Barmen) . . . . . . . . . . . . . Kassenführer

In den Ausschuß wurden gewählt:

1. Herr Just (Berlin) . . . . . . . . . . . . . . . . . . . . . . 2. Schriftführer
2. Herr Zindler (Düsseldorf) . . . . . . . Sachbearbeiter für Facharztfragen
3. Herr Horatz (Hamburg) . . . . Sachbearbeiter für Presse und Rundfunk
4. Herr Irmer (Düsseldorf) . . . . . . . . . Verbindungsmann zu den nebenberuflichen Anästhesisten.

Die Wahl des unter Punkt 7 des § 9 vorgesehenen Vertreters für die DDR wurde bis zur nächsten Hauptversammlung zurückgestellt. Sofern unserem Anschluß an die D.G.A. nichts im Wege steht und eine genügende Anzahl von Mitgliedern aus unseren Reihen hervorgehen sollte, wäre heute Gelegenheit, einen Vertreter zu nominieren.

Von der D.G.A. wurden Vorschläge zur Facharztausbildung ausgearbeitet und an die Ärztekammern der Länderregierungen in der Bundesrepublik eingereicht.

Diese Vorschläge stellen folgende Anforderungen:

1. Ableistung der Pflichtassistentenzeit,
2. nach Ableistung der Pflichtassistentenzeit:
   a) ½ Jahr innere Medizin,
   b) ½ Jahr Pharmakologie oder Physiologie, wobei Anästhesieprobleme bearbeitet werden sollen,
   c) 1 Jahr Chirurgie,
   d) 2 Jahre Anästhesie in Theorie und Praxis an einer Ausbildungsstätte, in der mindestens 3000 Anästhesien pro Jahr appliziert werden.

Die Facharztausbildung umfaßt demnach eine mehr als fünfjährige ärztliche Tätigkeit. Bei denjenigen Ärzten, die sich schon mehrere Jahre auf dem Gebiete der Anästhesie praktisch betätigt haben, die genannten Anforderungen jedoch noch nicht erfüllen, soll eine Übergangslösung die Facharztanerkennung ermöglichen.

Zuständig für die Erteilung von Facharztanerkennungen sind in der Bundesrepublik die Ärztekammern der Länderregierungen. In einigen Ländern der Bundesrepublik (Hessen, Nordrhein-Westfalen) wurden Facharztanerkennungen für Anästhesie bereits ausgesprochen.

Schließlich wurde von der D.G.A. vereinbart, jährlich einen wissenschaftlichen Kongreß einzuberufen, der zeitlich und räumlich von der Tagung der Deutschen Gesellschaft für Chirurgie zunächst nicht getrennt werden soll. Für die nächste Anästhesietagung wurden als vordringlichste wissenschaftliche Themen

1. die potenzierte Narkose und
2. die Kontrolle der Narkosetiefe durch das EEG herausgestellt.

Wenn ich meinen Bericht mit einer persönlichen Bemerkung beenden darf, so möchte ich darauf hinweisen, daß die erst in jüngster Zeit in Deutschland eingeleitete und in der Gründung einer Deutschen Gesellschaft für Anästhesie zum Ausdruck gekommene Spezialisierung auf dem Gebiete der Anästhesie bereits fühlbare Vorteile für den Patienten und für den Chirurgen gebracht hat. Wir Anästhesisten dürfen daher hoffen, daß diesen Tatsachen Rechnung getragen wird, indem unsere praktische und wissenschaftliche Tätigkeit und die Entwicklung unseres Fachgebietes in großzügiger Weise gefördert werden.

# Über die Ausbildung von Anästhesisten in der DDR

von Prof. Dr. H. Kuntzen
Direktor der Chirurgischen Universitätsklinik, Jena

Im Rahmen dieser Veranstaltung über die Notwendigkeit eines Sonderfaches „Anästhesie“ zu sprechen, hieße Eulen nach Athen tragen, denn alle, die hier zusammengekommen sind, sind gleichermaßen überzeugt, daß eine eigene Fachrichtung notwendig ist und nun zentral gelenkt werden muß. Bevor aber Bestimmungen über die Ausbildung des Anästhesisten bis zur Anerkennung als Facharzt festgelegt werden, müßte man sich noch einmal den Werdegang der modernen Narkose in den verschiedenen Ländern klarmachen und bedenken, welche besonderen Bedingungen bei uns gegeben sind und welche Grenzen uns gesetzt sind.

Bei uns in Deutschland stand die Lokalanästhesie immer sehr im Vordergrund. Neben einigen Neuheiten der allgemeinen Narkose, wie Avertin, Evipan-Dauertropf oder der Einführung der Peridural-Anästhesie, sind Neuheiten der Inhalationsnarkose seit langem nicht mehr entwickelt worden. Die letzten Neuheiten waren der Roth-Dräger-Apparat und für intrathorakale Eingriffe die Sauerbruchsche Überdrucknarkose. Aber die beherrschende Methode blieb die Äthertropfnarkose, und zwar leider in der Hand der jüngsten Ärzte und Medizinalpraktikanten. Und da diese Narkosen oft genug eine Angstpartie waren, wurden sie meist geübten Operationsschwestern übertragen. Sie machten es im allgemeinen sehr gut. Aber eine wirkliche Vorstellung von der pharmakologischen Wirkungsweise der schweren Gifte, mit denen sie hantierten, hatte wohl niemand. Immerhin muß betont werden, daß die Leistung, verglichen mit dem Stand der Ausbildung, ausgezeichnet war.

Auch in Amerika hatte die Narkose während $^3/_4$ Jahrhunderten nur unwesentliche Fortschritte gemacht, doch ging man dann sehr viel systematischer an die Frage heran. Eine Ursache dazu war die Einrichtung des Spezialisten für Anästhesie, und diese wieder war begründet in der allgemeinen Tendenz der Spezialisierung und in der anderen Stellung des Narkotiseurs innerhalb einer von der unseren gänzlich verschiedenen Struktur des Krankenhauswesens. Ich kenne Amerika nicht, aber mir wurde von einem Bekannten, dem Chefchirurgen zweier großer New Yorker Krankenhäuser, berichtet, daß unter seiner lockeren Oberaufsicht ständig 60—80 verschiedene Chirurgen aus der Stadt ohne feste Anstellung, nur als Beleger operierten, die vom Krankenhaus Material, Personal und Narkotiseur gestellt bekämen. Es versteht sich von selbst, daß dann der Narkotiseur als stabiles Element des Krankenhauses eine absolut selbständige Rolle zu spielen hat mit eigener Vor- und Nachbehandlung und eigener Verantwortlichkeit.

Bei uns in Deutschland und in den meisten europäischen Ländern ist dagegen die zentrale Leitung einer Klinik mit einem nur zur Klinik gehörigen festen Stab von Mitarbeitern ein bewährtes System. Die Stellung des Anästhesisten in diesem System ist vorläufig noch eine Persönlichkeitsfrage. Sie muß allgemein erst gefunden werden. Sie wird voraussichtlich die eines Abteilungsleiters werden.

Die Fortschritte der Anästhesie sind aber ein Hauptpfeiler der Entwicklung der ganzen Chirurgie. Der Vorsprung der angloamerikanischen Länder auf diesem Gebiet ist zum Teil aufgeholt, aber vorläufig nur an einigen Stellen. Jetzt gilt es, das gesamte Niveau zu heben und die Ausbildung von Anästhesisten auf breite Basis zu stellen, um möglichst vielen Krankenhäusern die modernen Narkoseverfahren zugänglich zu machen.

Wir müssen unterscheiden zwischen dem Erstrebenswerten und dem Erreichbaren. Wir müssen wissen und beobachten, wie andere Länder das Problem lösen, aber wir können deren Lösung nicht einfach übernehmen, sondern wir müssen unsere spezielle Lage einkalkulieren. Die Fragen sind: Wo und wie können wir in der DDR Anästhesisten ausbilden? Wie viele Ärzte werden zur Ausbildung als Fachanästhesisten bereit sein? Wie groß wird der Bedarf sein?

Zunächst ein Wort zu unseren bisherigen Anästhesisten. Wir befinden uns in dem Augenblick, wo gesetzgeberische Maßnahmen getroffen werden und eine offizielle Facharztausbildung vorgeschrieben wird, an einem sehr wesentlichen Wendepunkt. Die Anästhesie in ihrer modernen Form wurde bisher vorgetrieben von wenigen Kliniken, deren Leiter sich besonders interessiert für diese Entwicklung einsetzten und Assistenten zur Ausbildung ins Ausland und nach Westdeutschland schickten. Diese ersten Anästhesisten haben aus Begeisterung für die neue Entwicklung Pionierarbeit geleistet.

Von einer systematischen, jahrelangen Ausbildung in dem Fach Anästhesiologie kann vielfach keine Rede sein. Dafür brachten die Anästhesisten aber etwas viel Wesentlicheres mit, nämlich brennendes Interesse, spezielle Begabung und fast alle eine bereits gute Ausbildung in Chirurgie und innerer Medizin mit spezieller Betonung pharmakologischer und physiologischer Fragen. Sie haben weiterhin in der Zeit größter technischer und materieller Schwierigkeiten sich in einer Form mit den Narkosegeräten und Narkosemitteln und der gesamten Entwicklung dieser beiden Gebiete auseinandergesetzt, die ihnen ein sicheres Übergewicht über jede schulmäßige, spätere Ausbildung geben. Wir haben also allen Grund, diesen bisherigen Anästhesisten in der DDR eine Sonderstellung einzuräumen und ihnen führende Stellen zu übertragen, selbst wenn sie nicht alle Vorbedingungen in ihrer Ausbildung erfüllen sollten, die wir späterhin für den Nachwuchs an Anästhesisten fordern müssen. Wir brauchen also Übergangs- und Sonderbestimmungen für sie. Sie müssen auf Grund ihrer bisherigen Leistungen und Bewährung den Facharzttitel bekommen. Sie müssen auch den Stamm abgeben für die Ausbildung des Nachwuchses und für die Vertretung des Sonderkollegs über Narkose und Anästhesie, wie es in Jena bereits gelesen wird.

Wie groß wird der Bedarf an Anästhesisten sein und wie viele werden bereit dafür sein? Nur die großen Kliniken oder Klinikkomplexe werden sich einen eigenen Fachanästhesisten leisten können. Also die sechs Universitätskliniken und die als Akademien vorgesehenen Krankenhäuser. Dann vielleicht noch einige größere chirurgische Kliniken mit über 3000 Operationen im Jahr. Wenn wir hoch greifen, werden vielleicht 20 Fachanästhesisten Platz finden. Für die kleineren Häuser wird eine andere Regelung getroffen werden müssen.

Aber bleiben wir zunächst bei der Spezialausbildung, die den „Facharzt für Anästhesie" zum Ziel hat. Der Anästhesist muß die Gesamtsituation des zu operierenden Kranken in allen drei Perioden übersehen können:

in der Vorbehandlung,
in der Phase der Operation selbst
und in der Nachbehandlung.

Insbesondere muß er Physiologie und Pathologie von Herz, Kreislauf und Atmungsorganen beherrschen, einschließlich ihrer Pharmakologie. Damit ist sein Ausbildungsgang festgelegt: Innere Medizin, Physiologie, Pharmakologie als Grundlage, Chirurgie als Hauptfach und innerhalb derselben die spezielle Beschäftigung mit Theorie und Praxis der Narkose.

Erworben kann der Facharzt nur an einer Ausbildungsstelle werden — nennen wir sie einmal Anästhesieschule —, wo die betreffenden Kliniken und Institute zusammenliegen und wo ein offizieller Lehrauftrag in Anästhesiologie läuft, und wo schließlich eine chirurgische Klinik ist, die über 3000 Operationen im Jahr hat, an der Thoraxchirurgie getrieben wird. Also an einer Universität.

Nun die Ausbildungszeiten. Ich würde vorschlagen:

1 Jahr Innere Medizin, 1 Jahr Pharmakologie oder Physiologie, 2 Jahre Chirurgie, 2 Jahre Narkosepraxis, davon 1 Jahr im Rahmen der allgemeinen chirurgischen Ausbildung, 1 Jahr ausschließliche Beschäftigung oder vorwiegende Beschäftigung mit Anästhesie. Das macht zusammen 5 Jahre Ausbildung bis zum „Facharzt für Anästhesie". Kompensationen für Innere Medizin und Physiologie seien möglich; 1 Jahr Pflichtassistentenzeit kann mit angerechnet werden, je nach Art der Tätigkeit.

Zum Vergleich möchte ich die Vorschriften für die Facharztanerkennung anderer europäischer Länder anführen, und ich habe sie hier zusammengestellt, soweit sie mir erreichbar waren: für Westdeutschland, für die Schweiz, für das Saarland und für Österreich.

*Westdeutschland:* Vorschlag des Facharzt-Ausschusses der Arbeitsgemeinschaft der westdeutschen Ärztekammern zum Ausbildungsgang des Facharztes für Anästhesie:

Gesamtausbildungszeit = *5 Jahre.* Davon *1 Jahr allgemein ärztliche Tätigkeit.* Innerhalb dieser Zeit ½ Jahr Innere Medizin, ein weiteres ½ Jahr wird Tätigkeit in H.N.O., Urologie, Neurochirurgie, Gynäkologie und Kinderheilkunde angerechnet.

*1 Jahr Chirurgie, 2 Jahre praktische und theoretische Weiterbildung in Anästhesie, ½ Jahr Weiterbildung in Pharmakologie oder Physiologie, ½ Jahr Weiterbildung Innere Medizin.*

Übergangsbestimmungen, gültig bis 31. 12. 1955. Gültig für Ärzte mit Staatsexamen vor dem 1. 1. 1948, die als Leiter von Narkoseabteilungen an Krankenanstalten tätig sind:

1. 6jährige Krankenhaustätigkeit,
2. mindestens 3 Jahre praktische Tätigkeit als Anästhesist vor Inkrafttreten der Facharztordnung,
3. mindestens eine halbjährige theoretische und praktische Ausbildung unter einem Facharzt für Anästhesie.

Ausnahmebestimmungen § 3 der Facharztordnung von 54. Deutsche Ärztetagung 1951 in München bzw. § 31 der Facharztordnung von 1937 bestehen.

*Schweiz:* Vor Jahren zunächst Gründung einer Anästhesistenschule in Basel für Ärzte, Schwestern und Pfleger.

*Bedingungen:*

*Ärzte:* Nur Fachärzte für Chirurgie. Dauer des Unterrichtes in der Schule nach Vereinbarung.

*Schwestern und Pfleger:* Dauer des Kurses = 6 Monate, falls vorher 3 Jahre praktisch als Narkotiseur bereits gearbeitet wurde.

*Schwestern und Pfleger ohne besondere Vorbildung:* Dauer des Kurses = 2 Jahre. Gegenstand: praktische Ausübung der Inhalationsnarkose einschließlich Intubation und Curareanwendung. Keine Injektionsanästhesie (lokale, lumbale, peridurale und Leitungsanästhesie). Die Schweiz hat dann später eine weitere Regelung getroffen durch Gründung einer „Schweizerischen Gesellschaft für Anästhesiologie". Eine Facharztausbildung für Anästhesiologie gibt es noch nicht, aber die *Gesellschaft* schreibt für ihre Mitglieder vor:

1. 4jährige Ausbildung als Anästhesist,
2. ausschließlich anästhesiologische Tätigkeit,
3. innerhalb der 4 Jahre mindestens 2 Jahre tätig in einer Berufsschule für Anästhesie; während dieser Zeit rein anästhesiologische Tätigkeit.

Die übrigen 2 Jahre der fachärztlichen Ausbildung können sein: Chirurgie, Innere Medizin oder je maximal 1 Jahr anästhesiologische Pharmakologie. Physiologie, Pathologie, Frauenheilkunde, Pädiatrie, H.N.O., Phthisiologie, Neurochirurgie und Psychiatrie. Wer diese Bedingungen nicht voll erfüllt, muß außerordentliches Mitglied der Gesellschaft sein.

*Saargebiet:* Facharzt für Anästhesie wird gewährt bei 5jähriger ärztlicher Tätigkeit nach dem Staatsexamen, darunter:

1. Ausbildung in einer anerkannten Anästhesieschule (offenbar auch westdeutsche Schulen) nicht genau befristet,
2. mindestens 2 Jahre Tätigkeit als Anästhesist,
3. Zeugnis eines Chefarztes folgender Krankenanstalten: Bürgerhospital Saarbrücken, Universitätsklinik Homburg, Saarländer Knappschaftskrankenhaus oder LVA-Krankenhäuser.

*Österreich:* Anästhesiologische Ausbildung als Hauptfach kann nur an einer der Chir. Universitätskliniken Wien, Graz oder Innsbruck erfolgen. Ärzten, die vor dem 1. Mai 1949 promoviert (Approbation in Österreich) und praktische Anästhesietätigkeit ausgeübt haben, kann Anerkennung als Facharzt unter folgenden Voraussetzungen erteilt werden:

1. mindestens 6jährige Spitalspraxis,
2. theoretische und praktische Ausbildung in Anästhesiologie an einer der Chir. Universitätskliniken Wien, Graz, Innsbruck oder an einer ausländischen Universitätsklinik. Mindestdauer = 6 Monate.
3. Nachweis praktischer Tätigkeit als Anästhesist von mindestens 3 Jahren, anrechenbar mit Beginn der Ausbildung nach Ziffer 2.
4. Beginn der Ausbildung im Hauptfach vor Inkrafttreten dieser Verordnung. Die Verordnung gilt vom 18. 6. 1952.

Was sollen nun aber die mittleren und kleinen Krankenhäuser machen, die sich keinen Facharzt für Anästhesie leisten können? Die meisten von ihnen lassen ihre Narkosen auch heute noch durch Schwestern oder Pfleger machen, und sie fahren gut damit. Trotzdem sollte angestrebt werden, auch ihnen die Vorteile der Intubationsnarkose zugänglich zu machen. Es muß auch angestrebt werden, daß die Intubationsnarkose grundsätzlich in der Hand des Arztes bleibt und daß die Narkose überhaupt eine ärztliche Aufgabe wird. Wir wollen auf keinen Fall die Leistung des hochqualifizierten Hilfs- und Pflegepersonals irgendwie herabsetzen. Mir ist eine gute Narkoseschwester hundertmal lieber als ein schlechter ärztlicher Narkotiseur. Darum möchte ich betonen: Wir müssen für die Zukunft anstreben, die Narkose allmählich wieder ganz in die Hände speziell ausgebildeter und dafür geeigneter Ärzte zurückzubringen. Und dazu müssen wir Narkoseschulen einrichten mit einer Kurzausbildung, sagen wir einmal für 3 Monate. Das ist auch für die Krankenhäuser tragbar, einen Assistenten solange abzustellen. Eine ganze Reihe von Krankenhäusern haben bereits interessierte junge Assistenten zu solchen freiwilligen Kursen zu uns geschickt. Die Ausbildungsmöglichkeiten durch Spezialvorträge und Kollegs und praktisches Mitarbeiten müssen die gleichen sein, wie ich sie vorhin schilderte. Die Zahl der Narkoseschüler darf nur eine begrenzte sein, sagen wir sechs. Drei Schulen dürften genügen. Das würden rund 72 Ausbildungen im Jahr sein. Damit kann man im Laufe von 2—3 Jahren das Niveau der Narkosetechnik sicher in der ganzen DDR hinaufschrauben. Als Narkoseschulen schlage ich vor: Berlin, Jena, Dresden.

# Anästhesiologie und allgemeine Chirurgie

von Prof. Dr. B. Karitzky
Direktor der Chirurgischen Universitätsklinik, Rostock.

Schmerzbetäubung ist ein Bestandteil der allgemeinen Chirurgie. Die neuartigen Betäubungsverfahren (Muskelrelaxantien, potenzierte Narkose, künstlicher Winterschlaf) sind nicht ein Zweig, sondern ein Teil der allgemeinen Anästhesiologie. Sie erfordern zwar einen besonderen technischen Apparat und spezielle Ausbildung des Narkotiseurs, eine eigene Wissenschaft, wie die Röntgenologie und die Urologie, doch bleibt auch die moderne Narkose im Grunde ein Bestandteil der allgemeinen Chirurgie.

Chirurgen und Anästhesisten müssen daher gemeinsam die Anästhesiologie ausbauen, an den großen Kliniken Anästhesie-Abteilungen aufbauen und die Organisation der Anästhesisten fördern. Daneben ist aber notwendig, die modernen Narkosen in die allgemeine Chirurgie einzubauen wie jedes neue Behandlungsprinzip, das zur allgemeinen Chirurgie gehört.

In der ersten Begeisterung über die unbestreitbaren Vorzüge der neuen Betäubungsmethoden ist vielfach ein schiefes Bild entstanden. Aus der Tatsache, daß große Risikooperationen erst durch die Intubationsnarkose, Muskelrelaxantien und Ganglienblocker möglich und weniger riskant, teilweise sogar schon zu verhältnismäßig ungefährlichen Routineoperationen geworden sind, hat man voreilig den Schluß gezogen, daß die moderne Narkose weniger gefährlich sei als die altbewährten Betäubungsverfahren. Das ist ein Trugschluß.

In der Narkosestatistik werden die Todesfälle bei den klassischen Anästhesien (Äther-, Chloroform-, Lachgasnarkose, Lokalanästhesie usw.) nach Promille, bei den modernen Narkosen nach Prozent berechnet. Dabei ist schon berücksichtigt, daß der Eingriff selbst an vielen Mißerfolgen entscheidend beteiligt ist.

Die Narkose mit kontrollierter Atmung, kontrollierter Blutdrucksenkung und kontrollierter Abkühlung, bei der das Leben des Patienten am zuverlässigen Arbeiten der Kontrollapparate hängt, ist schon in der Hand des geschulten Anästhesisten für den Patienten die riskanteste Methode. In der Hand des Unerfahrenen ist sie ein gefährliches Unternehmen. Was sich in der Klinik bewährt, taugt nicht ohne weiteres für die Praxis.

Trotzdem haben die modernen Methoden, offenbar gegen den Willen der Anästhesisten, vorzeitig Eingang in die chirurgische Praxis gefunden. In großem Umfang werden sie mit oft unzureichenden Hilfsmitteln, ohne die Möglichkeit der verläßlichen Kontrolle, der Intubation und der modernen Schockbekämpfung, in kleinen Spitälern von notdürftig ausgebildeten Narkoseärzten, oft sogar von Autodidakten angewandt. Uns ist bekannt, daß Curare und andere Muskelrelaxantien dort ziemlich wahllos als Zusatz zur tiefen Äthertropfnarkose gegeben werden, wenn der Patient spannt, und daß Ganglienblocker als Zusatz zur Vollnarkose und Lumbalanästhesie gespritzt werden, wenn es bei der Mammaamputation, Bauchbruchoperationen und Eingriffen an den Extremitäten stärker blutet.

Nahezu ungefährliche Routineoperationen sind durch den unkontrollierbaren Gebrauch riskanter Betäubungsmittel wieder zu gefährlichen Risikooperationen geworden. Man hat nicht bedacht, daß Maßnahmen, die für den Operateur angenehm sind und ihm das bequeme Arbeiten erleichtern, für den Operierten unbequem und gefährlich zu sein pflegen. Die Anwendung der modernen Anästhesie ist in der Regel nur sinnvoll, wenn der therapeutische Effekt der Operation größer ist als das unvermeidliche Risiko der Narkose, wie z. B. bei der Operation der angeborenen und erworbenen Herzfehler, in der Lungenchirurgie und bei ausgewählten Fällen der Gehirn- und Bauchchirurgie.

Mischnarkosen waren schon immer problematisch; z. B. ist der Zusatz von Äther- und Evipannarkose zu Avertin und Lumbalanästhesie nicht ungefährlich. Der Zusatz von Relaxantien und Ganglienblockern zur tiefen Vollnarkose ist ein Irrweg, weil die potenzierende Wirkung des Äthers und der Relaxantien dann zu groß und die notwendige Sauerstoffzufuhr nicht möglich ist.

Die modernen Betäubungsverfahren werden auch den praktischen Chirurgen einmal zur Verfügung stehen, doch muß zuerst die Pionierarbeit abgeschlossen werden. Diese sollte dem Fachmann, dem Anästhesisten, überlassen werden. Es gibt im kleinen Krankenhaus, wenn auch viel seltener als in großen Kliniken, Gelegenheiten, wo die Relaxantien und Ganglienblocker unentbehrlich oder wenigstens nützlich sind. Von den Anästhesisten ist daher zu fordern, daß sie nicht nur für die Klinik schaffen und den Indikationsbereich der neuen Narkosen für regelrechte Risikooperationen abgrenzen, sondern daß sie auch einfache und sichere Richtlinien für den Gebrauch der neuen Narkosemittel in der allgemeinen chirurgischen Praxis ausarbeiten.

In der Narkosefrage kann nicht alles, was aus dem Ausland kommt, unbesehen auf die deutsche Chirurgie transplantiert werden. Was dort als Fortschritt erscheint, kann hier Rückschritt bedeuten. Bekanntlich dominiert in vielen Ländern, z. B. in Amerika und Großbritannien, die sich um die Entwicklung der modernen Narkosen große Verdienste erworben haben, seit jeher die Vollnarkose. In der deutschen Chirurgie hat neben der allgemeinen Betäubung seit jeher die örtliche Betäubung einen bedeutenden Platz eingenommen. Es besteht für uns kein Grund, von diesem Prinzip abzugehen und die ungefährliche Lokalanästhesie dort, wo sie ihren Zweck erfüllt, durch Vollnarkosen und die in der Praxis bewährten klassischen Narkosen durch die gefährlicheren modernen Narkosen zu ersetzen.

In Deutschland trägt der Chirurg die Verantwortung für alles, was während der Operation und in der Vor- und Nachbehandlung mit seinen Patienten geschieht. Das sollte auch so bleiben. Jede Teilung der Verantwortung ist für die Kranken schädlich. Der Chirurg kann diese Last aber nur dann tragen, wenn er die Indikation und die Methoden der modernen Anästhesie in großen Zügen ebenso beherrscht wie die altbewährten Methoden der Schmerzbetäubung.

Sobald die Anästhesistenschulen stehen, sollten wenigstens an den Kliniken, aus denen sich der maßgebende chirurgische Nachwuchs rekrutiert, alle Assistenten die Anästhesie-Abteilung durchlaufen wie jede andere Station der Klinik. Denn nur, wer das Handwerk von Grund auf gelernt hat, kann es beurteilen.

Wer Risikooperationen ausführt oder seinen Patienten die Vorzüge der modernen Betäubung zugute kommen lassen will, darf nicht alles Beiwerk dem Anästhesisten überlassen. Es genügt nicht, sich einen ausgebildeten Anästhesisten zu halten oder gelegentlich zu borgen. Der Chirurg darf den Überblick nicht verlieren. Er muß über den jeweils neuesten Stand der modernen Schmerzbetäubung im Bilde sein, sich also in der modernen Anästhesiologie ständig fortbilden wie auf jedem anderen Teilgebiet der allgemeinen Chirurgie.

Chirurg und Anästhesist müssen eng zusammenarbeiten. Der praktische Chirurg muß aber die Zügel besonders fest in der Hand behalten, damit die Anästhesiologie sich nicht verläuft, und er muß darüber wachen, daß auch in der Schmerzbetäubung die chirurgischen Grundsätze gewahrt werden. Man soll dem Patienten nie soviel an Belastung zumuten, wie er zur Not verträgt, also auch bei den potenzierten Narkosen nicht leichtfertig an die Toleranzgrenze der Kranken herangehen, sondern Maß halten.

*Zusammenfassung:*

Die moderne Narkose ist ein Teilgebiet der allgemeinen Anästhesiologie und damit ein Bestandteil der allgemeinen Chirurgie. Sie ist von allen Betäubungsverfahren das gefährlichste.

Routineoperationen dürfen nicht durch wahllosen Gebrauch der riskanten Narkosen, Relaxantien und Ganglienblocker zu Risikooperationen gemacht werden.

Die Anästhesisten haben die Pflicht, neben ihren klinischen Aufgaben Richtlinien für die Anwendung der neuen Betäubungsverfahren in der allgemeinen chirurgischen Praxis auszuarbeiten, mit denen der Praktiker ohne das Rüstzeug der Klinik sicher Erfolg hat.

Der gesamte allgemeinchirurgische Nachwuchs muß die Anästhesie-Abteilung an großen Kliniken ebenso durchlaufen wie jede andere Station. Der schon fertige Chirurg muß sich in der modernen Anästhesiologie fortbilden; sonst kann er seine Verantwortung nicht tragen.

## Diskussionen

Doz. Dr. R. Frey
Leiter der Anästhesieabteilung der Chirurgischen Universitätsklinik, Heidelberg

Herr Vorsitzender, meine sehr verehrten Kolleginnen und Kollegen!

Für die freundliche Einladung, auf Ihrer Tagung sprechen zu dürfen, danke ich Ihnen vielmals.

Auf dem letzten Deutschen Ärztetag am 24. September 1953 in Lindau wurde der *Facharzt für Anästhesie* offiziell in die Deutsche Facharztordnung aufgenommen. Die Ausbildungszeit beträgt 5 Jahre. Einzelheiten, bitte ich Sie, der Zeitschrift „Der Anästhesist" 2, 216 (Dezember 1953) entnehmen zu wollen.

Darf ich die Gelegenheit benutzen, Sie offiziell herzlich einzuladen, an der *2. Tagung* der 1953 gegründeten *Deutschen Gesellschaft für Anästhesie am 24. bis 26. April 1954 im Deutschen Museum in München* teilzunehmen. Diese wird gemeinsam von den drei zentraleuropäischen Anästhesie-Gesellschaften (Österreichs, der Schweiz und Deutschlands) veranstaltet. Ein Teil der Sitzungen findet gemeinsam mit der *Deutschen Gesellschaft für Chirurgie* und der *Deutschen Gesellschaft für Innere Medizin* statt. *Hauptthemen* sind:

1. Anästhesie in der Neuro-Chirurgie,
2. Die Klinik der Narkosetiefenbestimmung,
3. Lungenfunktion und Narkose,
4. Potenzierte Narkose und künstliche Hypothermie,
5. Die Behandlung der Schlafmittelvergiftung.

Wir würden uns freuen, möglichst viele interessierte Kollegen auch aus der DDR begrüßen zu können.

Bezüglich der Kurzausbildung von chirurgischen Assistenten in den Grundlagen der Anästhesie muß ich vor einer zu knapp bemessenen Ausbildungszeit nach den bisherigen Erfahrungen unserer Anästhesieabteilung dringend warnen. Als Minimum müssen 6 Monate Anästhesieausbildung gefordert werden; 3 Monate reichen nicht aus zur späteren Vermeidung grober Fehler und zur Beherrschung aller möglichen Komplikationen.

Doz. Dr. E. H. Kühtz
Chefarzt der Chirurgischen Abteilung des Polizeikrankenhauses, Berlin

Die Ausführungen von Herrn Prof. Karitzky möchte ich voll und ganz unterstreichen. Es kann sich keinesfalls darum handeln, daß wir als Ziel die Aufgabe vor uns sehen, alle Krankenhäuser mit modernen Narkosegeräten zu versorgen, um Intratrachealnarkosen durchführen zu können. Die große Überlegenheit dieser Methoden liegt vorwiegend auf dem Gebiete der Chirurgie der Brustorgane, und hier dürften doch im Rahmen der DDR unsere sechs Universitätskliniken zusammen mit den großen Krankenhäusern wie Erfurt, Dresden und St. Georg, Leipzig, in der Lage sein, die Versorgung zu übernehmen. Es ist doch keineswegs so, daß es chirurgische Probleme nur noch im Brustraum gibt. Der mittleren chirurgischen Abteilung stehen für die gängigen Operationen Betäubungsverfahren zur Verfügung, die weitaus ungefährlicher sind als Intratrachealnarkosen, denn in nichtgeübter Hand ist die Intratrachealnarkose mit großen Gefahren belastet. Es kann deswegen auch nicht unser Ziel sein, an allen Krankenhäusern einen Anästhesisten zu haben. Das gilt in ganz besonderem Maße für unser Versorgungsgebiet mit dem heute noch so empfindlichen Ärztemangel.

Der Facharzt für Anästhesiologie muß sein, und wir können seine Ausbildungszeit auch nicht ins Uferlose treiben. Ich selbst habe es 1948, als ich von einer amerikanischen Anästhesistin in das Arbeitsgebiet eingeführt wurde, aber als großen Vorteil empfunden, schon 10 Jahre chirurgisch gearbeitet zu haben. Ob der Anästhesist mit nur zweijähriger rein chirurgischer Tätigkeit in schwierigen Situationen wirklich ein wertvoller Berater für den Operateur sein kann, möchte ich deswegen dahingestellt sein lassen.

Wir müssen uns aber nicht nur mit der Fachausbildung des Anästhesisten beschäftigen, sondern gleichzeitig seine Stellung im Krankenhaus festlegen. Nach dem gegenwärtigen Aufbau unserer Kliniken kann er es höchstens bis zu einem Titularoberarzt bringen. Zu diesem Zeitpunkt kann unter Umständen der gleichaltrige chirurgische Assistent Chefarzt einer Krankenhaus-Abteilung sein. Diese Verhältnisse müssen um so mehr herausgestellt werden, als es im sozialistischen Gesundheitswesen nicht mehr die Möglichkeit gibt, durch Privateinnahmen zumindest einen finanziellen Ausgleich zu schaffen, wie das in der Schweiz der Fall ist. Ich möchte deswegen die Auffassung des Universitäts-Anästhesisten aus Lund, der auf dem Nordwestdeutschen Chirurgen-Kongreß im September vorigen Jahres in Hamburg sprach, voll unterstützen, daß der Leiter der Anästhesie-Abteilung den Chefärzten der anderen Krankenhaus-Abteilungen gleichgestellt wird.

Prof. Dr. H. Kraatz
Direktor der Universitäts-Frauenklinik, Berlin

Die Frauenheilkunde ist am Ausbau der Anästhesie sehr interessiert, nicht in dem Sinne, daß irgendein modernes Verfahren grundsätzlich für alle auf ihrem Fachgebiet notwendigen Operationen angewandt wird, sondern in elektivem Sinne, d. h. in einer Form, bei der von den verschiedensten Anästhesieverfahren jeweils das zweckmäßigste für den einzelnen Eingriff ausgesucht wird. Wir brauchen die Inhalationsnarkose wie insbesondere die Periduralanästhesie, wir brauchen die lokale Anästhesie, die intravenöse und die rektale Narkose, gelegentlich wahrscheinlich auch, wenn auch nicht in dem Umfang wie in der allgemeinen Chirurgie, die Curarelachgasnarkose.

Wir sind an der Universitäts-Frauenklinik gerade dabei, die besonderen Indikationsgebiete auszuarbeiten und die Verfahren, soweit wir sie durchführen können, hinsichtlich ihrer Wirksamkeit und Zweckmäßigkeit auszutesten.

Wie groß der Umfang einer solchen Auswahl ist, brauche ich nur durch den Hinweis zu erläutern, daß wir ja auch in der Wehenschmerzbekämpfung unter der Geburt uns um zweckmäßige Narkotika und entsprechende, für Mutter und Kind ungefährliche Apparate bemühen.

Es bleibt also gar nicht aus, daß wir Anästhesisten brauchen. Als Gynäkologen — und ich glaube darin einer Meinung mit allen anderen Fachgenossen zu sein — stellen wir uns den Anästhesisten aber weniger als Facharzt, denn als einen auf diesem Gebiet besonders geschulten Assistenten vor, um jede Einseitigkeit zu vermeiden. Wir sträuben uns grundsätzlich nicht gegen die Anerkennung eines so qualifizierten Assistenten auf dem Gebiet der Anästhesie, aber er muß immer eingebaut bleiben in den ganzen Operationsbetrieb und hinsichtlich seiner Tätigkeit dem Operateur unterstehen. Aus dieser zweckmäßigen Zusammenarbeit zwischen beiden wird der größte Nutzen erwachsen, indem jeder von seinem Gesichtspunkt aus rät und sich beraten läßt.

Wir begrüßen also die Bestrebungen einer Gesellschaft für Anästhesie unter den eben gemachten Vorbehalten. Das Grundsätzliche der bedeutungsvollen Arbeit auf diesem Gebiet bleibt davon unberührt und wird von uns, genau wie von der Chirurgie, als ein Gebot der Stunde angesehen.

Prof. Dr. H. H. Schmid
Direktor der Universitäts-Frauenklinik, Rostock

Es sei daran erinnert, daß für Unterbauchoperationen, wenn eine Gegenanzeige gegen Äthernarkose mit oder ohne Evipan vorher besteht, lumbale, peridurale oder paravertebrale Anästhesie im allgemeinen ausreicht. Für die Gynäkologie sind also die neuen Verfahren der intratrachealen Betäubung und der Curare-Anwendung nicht unbedingt erforderlich. An manchen westdeutschen und ausländischen Frauenkliniken werden diese Verfahren auch in der Gynäkologie angewendet. Ein Kapitel für sich ist die geburtshilfliche Betäubung. Es wird gefragt, ob die Gesellschaft für Anästhesie sich mit dieser befassen wolle. In praktischer Beziehung müßte man für den geburtshilflichen Anästhesisten eine mindestens zweijährige Ausbildung in Geburtshilfe fordern.

Dr. H.-J. Brandt
Oberarzt im Städtischen Tbc-Krankenhaus Heckeshorn, Berlin-Wannsee

Vom Standpunkt des Internisten, der zur Anästhesie gekommen ist, besteht die Forderung einer klaren Teilung der Verantwortung zwischen Chirurg und Anästhesisten. Die Gesichtspunkte beider Fachvertreter sind so verschieden, daß eine Auseinandersetzung nur fruchtbar sein kann. Die Übernahme der alleinigen Verantwortung bei großchirurgischen Eingriffen durch den Chirurgen ist nicht mehr möglich. Was ein Patient vor und während der Operation an Belastung verträgt, kann heute nur noch der beurteilen, der verantwortlich laufend die Allgemeinfunktionen verfolgt. Es muß der Anästhesist die Freiheit haben, die Mithilfe bei der Operation abzulehnen. Ebenso darf sich der Chirurg nicht auf Grund seiner Autorität einem möglichen Abbruch der Operation verschließen, wenn das Leben des Patienten gefährdet ist. Es ist die Zeit vorbei, wo es von einem chirurgischen Assistenten heißt, „er habe den Haken und das Maul zu halten".

Dr. L. Barth
Anästhesist, Geschwulstklinik der Deutschen Akademie der Wissenschaften, Berlin-Buch

Die Frage der Verantwortlichkeit am Krankenbett und im Operationssaal muß durch die Mitarbeit eines Narkosefacharztes keineswegs zu juristischen Komplikationen führen. De facto trägt doch der Operateur die Verantwortung bei jedem chirurgischen Eingriff. Wenn er zur Mitarbeit bei der Operation einen erfahrenen Anästhesisten heranzieht, wird diese Last in der Regel weniger schwer auf seinen Schultern liegen. Bei harmonischer Zusammenarbeit zwischen dem Operateur und dem Anästhesisten besteht tatsächlich eine Art stillschweigender Verantwortungsteilung. Hierbei handelt es sich aber mehr um einen Vertrauensbeweis gegenüber dem Narkotiseur, der sich darin ausdrückt, daß der Operateur dem Anästhesisten weitgehende Handlungsfreiheit und ein gewisses Mitbestimmungsrecht bei der Behandlung des jeweiligen Falles einräumt. Ich halte das Problem der Verantwortungsteilung für eine ganz interne Angelegenheit, welche nur im Klinikbetrieb eine gewisse Rolle spielt, in juristischer Hinsicht aber keine Änderung des status quo zur Folge hat.

## Schlußwort

von Prof. Dr. H. Kuntzen
Direktor der Chirurgischen Universitätsklinik, Jena

Es ist sicher, daß wir unsere speziellen Verhältnisse berücksichtigen müssen und z. B. die Lokalanästhesie, die bei uns einen hohen Stand hat, nicht vergessen dürfen. Auf der anderen Seite besteht bei den Patienten die Tendenz zur Vollnarkose, und in anderen Ländern würden Operateure, die Strumen in Lokalanästhesie operieren, keine Struma-Patienten mehr bekommen. Es vollzieht sich auch da eine gewisse zwangsläufige Entwicklung.

Bei der von mir vorgeschlagenen Ausbildungszeit für chirurgische Assistenten — 3 Monate Kurzausbildung — war mir bewußt, daß dies ein Minimum ist. Wenn wir statt dessen ein halbes Jahr setzen können, ist es sicher besser. Es fragt sich nur, ob die Krankenhäuser, für die die Abstellung eines Assistenten zur Narkoseausbildung in Frage kommt, den Betreffenden so lange entbehren können, denn im allgemeinen sind die Krankenhäuser alle äußerst knapp mit Assistenten.

## Schlußwort

von Prof. Dr. W. Felix
Direktor der Chirurgischen Universitätsklinik der Charité, Berlin

Wir haben zahlreiche, wenn auch nicht übereinstimmende Auffassungen über Ausbildung, Stellung und Facharztanerkennung des Anästhesisten gehört. Zweck dieser Tagung ist es aber, zu gewissen Richtlinien zu kommen. Im Plenum einer Versammlung ist ein solcher Erfolg nicht zu erwarten. Ich schlage Ihnen daher vor die Gründung einer Kommission, die sich speziell mit der Ausarbeitung solcher Richtlinien befassen soll.

Da Sie mit meinem Vorschlag einverstanden sind, werde ich während der Tagung mich bemühen, die Kommission resp. die Kommissionsmitglieder zu nominieren und sie Ihnen nach Abschluß des wissenschaftlichen Programms bekannt geben.

# Die Pharmakologie der vegetativen Ganglienblockade

von Prof. Dr. F. Hauschild
Direktor des Pharmakologischen Institutes der Universität Leipzig

Das letzte Jahrzehnt hat Chirurgen und Anästhesisten in einen vorher wohl kaum geahnten Kontakt mit zum Teil recht diffizilen pharmakologischen Spezialproblemen gebracht. Kaum haben sich die Wogen um das Für und Wider und die zweckmäßigste Technik bei der Verwendung von Muskelrelaxantien geglättet und zu einem gewissen und wohltuenden Abstand geführt, türmen sich bereits neue pharmakologische Probleme hinsichtlich noch besserer Narkoseverfahren auf, mit welchen sich der Pharmakologe ebenso wie der Chirurg und Anästhesist auseinandersetzen müssen.

Wir unterscheiden grundsätzlich zwischen *drei aktuellen Methoden* einer gesteuerten bzw. pharmakologisch intensivierten Narkose. Sie sämtlich bedienen sich der Hilfe solcher Pharmaka, deren Angriffspunkt mehr oder weniger spezifisch die synaptische Übertragung nervaler vegetativer Impulse betrifft. Hierbei kommt es zu einer eingreifenden Beeinflussung nicht nur der Kreislauffunktionen, sondern, worauf noch einzugehen sein wird, auch anderer wichtiger vitaler Regulationen.

Als erstes Verfahren ist die *gesteuerte Blutdrucksenkung* während der Narkose zu nennen, die „hypotension contrôlée" der Franzosen. Sie wird erreicht durch Verwendung der modernen Ganglienblocker unter gleichzeitiger mechanischer Veränderung der Blutverteilung durch entsprechende Lagerung des Patienten. Blutungsminderung, herabgesetzter Metabolismus sowie die Einsparung an Narkotika sind die Vorteile dieser Methode. Das zweite Verfahren, die *potenzierte Narkose* (L'anesthésie potentialisée) beruht auf der von Laborit entdeckten Tatsache, daß nach Prämedikation gewisser, zur Gruppe der Phenothiazinderivate gehöriger Antihistaminika eine erhebliche Einsparung an Narkotika möglich ist. Als drittes und problematischstes Verfahren ist der *künstliche Winterschlaf* (L'hibernation artificielle) zu nennen, welches, im wesentlichen aus der potenzierten Narkose entwickelt, neben der Verwendung ähnlicher Pharmaka sich zusätzlich der künstlichen Abkühlung des Patienten von außen bedient.

Die für diese Verfahren verwendeten Pharmaka sind bereits mehr oder weniger eingehend im Tierversuch geprüft worden, jedoch liegen tierexperimentelle Arbeiten über die kombinierte Wirkung dieser Substanzen untereinander und mit den gebräuchlichen Narkotika noch nicht in ausreichendem Maße vor. Nur zögernd wird dieses neue Gebiet in Bearbeitung genommen und es besteht zur Zeit noch keine Klarheit über den Wirkungsmechanismus.

Einige termini technici, welche neuerdings in Publikationen über diese Fragen häufig gebraucht werden, bedürfen der Erwähnung.

„*GANGLIOPLEGICA*", die „Antisynaptiques ganglionnaires" der französischen Schule sind Pharmaka, welche bereits bei geringster Dosierung spezifisch die Übertragung vegetativer Impulse durch Blockade des ganglionären synaptischen Überträgermechanismus hemmen, und zwar sowohl diejenigen parasympathischer als auch sympathischer Art („Ganglienblocker").

Pharmakologisch läßt sich ihr Angriffspunkt wie folgt experimentell nachweisen:

Die elektrische Reizung präganglionärer Fasern führt nach Anwendung eines Ganglienblockers zu keiner oder zu abgeschwächter Reaktion des Erfolgsorganes. Postganglionäre Reizung oder Pharmaka mit peripheren

Angriffspunkten direkt am Erfolgsorgan hingegen bleiben wirksam (z. B. Acetylcholin, Adrenalin). Sehr häufig wird das Ganglion cervicale der Katze mit seinem Erfolgsorgan, der Nickhaut, verwendet.

Als wichtigste Ganglienblocker sind neben dem Nikotin, welches nur in hohen Dosen hemmend, in kleinen dagegen erregend wirkt, zu nennen:

1. Tetraäthylammoniumbromid (TEAB), Penta- und Hexamethonium, Pendiomid sowie zahlreiche Antihistaminika, insbesondere die Phenothiazin-Abkömmlinge Diparcol (Thiantan) und Phenergan[1].
2. Auch Alkaloide, wie Spartein, Anabasin, Coniin, Lobelin und Cytisin sind in geeigneter Dosis Ganglienblocker. Das Präparat „Buscopan" blockiert die parasympathischen Ganglien stärker als die sympathischen unter Bevorzugung der speziell die glattmuskeligen Organe des Verdauungstraktus versorgenden Anteile sowie deren selbständigen Nervenplexus. Andere Ganglioplegica, wie z. B. Pendiomid, Megaphen usw., blockieren bevorzugt die sympathischen Ganglien. Damit dokumentiert sich die Wirkung derartiger Pharmaka am Kreislauf als intensive Blutdrucksenkung. Daneben werden wichtige Reflexabläufe, auch solche, die der Regulation des Kreislaufes dienen, blockiert. Auch wird die Bildung bzw. Ausschüttung adrenergischer Wirkstoffe (Nebenniere, sympathische Nervenenden) durch diese Blockade reduziert, was wiederum eine Herabsetzung des Zellmetabolismus zur Folge hat.

„*NEUROPLEGICA*" im engeren Sinne werden nach Laborit u. a. Pharmaka genannt, welche die Impulse nervaler Art, sowohl vegetative als auch sonstige, infolge peripherer oder zentraler Lähmung aufheben, nicht jedoch die Ganglien blockieren. Der Pharmakologe ist mit diesem neuen terminus technicus nicht recht einverstanden, da, wie dargelegt und auch von Laborit gesagt wurde, Neuroplegica multilokale und sehr differente Angriffspunkte aufweisen.

Zu der Gruppe der Neuroplegica kann man sowohl die sympathicolytisch und parasympathicolytisch wirkenden Pharmaka, wie Hydergin, Atropin, Diparcol, Phenergan usw., und als neuestes Phenothiazinderivat das Megaphen, aber auch die Curarepräparate, Lokalanästhetica, Novocain, Procainamid usw. rechnen, also Pharmaka mit sogenannten „lytischen" Wirkungen.

Als „*HISTOPLEGICA*" werden Pharmaka bezeichnet, welche den Stoffwechsel der lebenden Zelle verlangsamen; auch der Ausdruck „Narcobiotica" wird vielfach hierfür gebraucht. Sowohl Ganglioplegica als auch die Neuroplegica sollen zum Teil histoplegisch wirken.

Es sei betont, daß der Fachpharmakologe diese neuen Begriffe nur zögernd in seinen Wortschatz aufzunehmen bereit ist; ihre Prägung erfolgte durch Autoren, welche dem eigentlichen Fachgebiet Pharmakologie etwas ferner stehen. Zudem ist eine ausreichende Begründung für die Notwendigkeit des Gebrauchs derartiger Begriffe an Hand neuer experimenteller Tatsachen noch nicht gegeben.

So braucht die sogenannte „histoplegische" oder „hypometabolische" Wirkung derartiger Pharmaka keineswegs auf einer direkten stoffwechselsenkenden Wirkung zu beruhen. Sie kann allein durch die Herabsetzung der Körpertemperatur, also die antipyretische Wirkung dieser Stoffe sowie die verminderte Ausschüttung adrenergischer Wirkstoffe erklärt werden, da ja Temperatursenkung automatisch zur Verlangsamung des Ablaufes sämtlicher Stoffwechselvorgänge bzw. chemischer Reaktionen führt.

Die *kontrollierte Blutdrucksenkung* wurde 1950 von Enderby und später Kern zur Durchführung unblutiger chirurgischer Eingriffe empfohlen. Anfänglich wurden hierzu Methonium-Präparate, also spezifische Ganglienblocker, verwendet und durch Verlagerung des Operationsgebietes eine zweckmäßige Blutverteilung erzielt.

---

[1] Mit „Diparcol" identisch sind die Präparate Thiantan, Latibon und Casantin. Mit „Phenergan" identisch ist das Präparat Atosil.

Bisher herrschte die Meinung vor, während der Operationen sei jedwede Blutdrucksenkung, da bedrohlich, zu vermeiden und gegebenenfalls energisch zu bekämpfen. Es stellte sich jedoch heraus, daß auch starke Blutdrucksenkungen, sofern sie nicht zu brüsk einsetzen und vor allem nicht mit Gefäßkontrakturen verbunden sind, keineswegs Gefahren mit sich bringen. Blutdrucksenkungen mit Gefäßspasmen findet man bei den gefürchteten Schockzuständen — aschgraue, kalte und feuchte Haut sind die klinischen Symptome —. Durch Blockade der gefäßkontrahierenden sympathischen Nervenbahnen hingegen kommt es nicht zu einem Gefäßspasmus, im Gegenteil, die peripheren Gefäße erweitern sich, der periphere arterioläre Widerstand wird beseitigt und die Gefahr einer Anoxie der betreffenden Gewebsabschnitte wird relativ gering. Man kann auf diese Weise den systolischen Druck bis auf fast 40 mm senken; hierbei bleibt die Haut rosig, warm und trocken, sofern reichlich Sauerstoff inhaliert wird.

Diese Art der künstlichen Blutdrucksenkung kann als gut steuerbar bezeichnet werden. Gesteuert wird durch geeignete Nachdosierung, weiter mechanisch durch Rücklagerung in die Horizontale, aber auch gegebenenfalls durch Verabfolgung peripherer Sympathikomimetika (Adrenalin, Arterenol, Sympatol, Pervitin usw.).

Als Folge der Blutdrucksenkung und verminderten Adrenalinbildung kommt es zu einer gewissen Herabsetzung des Metabolismus der Körperzellen. Hierauf beruht wahrscheinlich der verringerte Gebrauch an Narkotika; auch dürfte eine relative Hypoxie des Zentralnervensystems daran beteiligt sein. Laborit hält dieses Verfahren für nicht ungefährlich, da es seinen Vorstellungen gemäß zu einer Überfüllung des Kapillarsystems infolge Öffnung der präkapillaren Sphinkteren kommt, also zu einer Stase mit Hypoxie.

Als wichtigste, für die gesteuerte Hypotonie verwendete Pharmaka sind die Ganglienblocker Penta- und Hexamethonium sowie Pendiomid zu nennen, während TEAB infolge zahlreicher Nebenwirkungen sich nicht recht durchsetzen konnte.

Das Verfahren der *potenzierten Narkose* wurde vor allem durch Laborit, Leger und Huguénard ausgebaut. 1948 versuchte Laborit die gefürchteten Schockerscheinungen bei Operationen durch Prämedikation von Antihistaminika zu unterdrücken. So benutzte er u. a. Phenergan sowie Diparcol und stellte fest, daß nach prophylaktischer Gabe derselben sich die übliche Narkose sehr viel tiefer und anhaltender gestaltete. Laborit kommt das Verdienst zu, diesen Befund systematisch weiter verfolgt und praktisch nutzbar gemacht zu haben. Die eigentliche pharmakologische Überprüfung jedoch setzte erst später mit der üblichen Latenzzeit ein. Hierbei konnte die potenzierende Wirkung einiger Antihistaminika auf die verschiedensten Narkotika und auch andere Pharmaka im Tierversuch bestätigt werden. So gelang es z. B., im Versuch an der Maus oder Ratte nach Verabfolgung derartiger Antihistaminika bereits durch ein Drittel der Normaldosis an Evipan das gleiche Narkosestadium zu erzielen wie ohne diese Vorbehandlung. Für Äther und andere Narkotika liegen die Verhältnisse ähnlich.

Es ist zu fragen, welcher Wirkungsmechanismus dieser Potenzierung zugrunde liegt. Hierzu bedarf es einiger allgemeiner Angaben über die pharmakologischen Eigenschaften der in Frage kommenden Phenothiazinkörper.

Ganz sicher ist es nicht die spezifische Antihistaminwirkung im Sinne einer kompetitiven Hemmung des Histamins bzw. histaminähnlicher Stoffe, welche zur Potenzierung der Narkotikawirkungen führt. Die Antihistaminwirksamkeit von Diparcol und Megaphen beträgt nur rund ein Zehntel derjenigen von Phenergan. Trotzdem ist die potenzierende Kraft der ersteren stärker. Neben der Antihistaminwirkung besitzen sämtliche Präparate sogenannte „lytische" Wirkungen. Hierzu gehört die ganglioplegische Wirkung, ebenso wie die sympathikolytischen oder besser adrenolytischen und parasympathikolytischen Wirkungen. Mehr sympathicolytisch wirkt das Megaphen, während Diparcol u. a. stärker parasympathicolytisch wirksam sein sollen. Der Nachweis der sympathicolytischen Wirkung von Megaphen kann durch folgenden Modellversuch erbracht werden:

> Gleichzeitige Injektion von Strychnin und Adrenalin führen an der Maus nach 75 Minuten zu Krämpfen. Die Injektion von Megaphen und den gleichen Strychnin- und Adrenalinmengen führt bereits nach 27 Minuten zu Krämpfen. Es wird also der peripher gefäßkontrahierende Adrenalineffekt durch Megaphen verhindert; es kommt zu schnellerer Resorption von Strychnin.

Als weitere „lytische" Wirkungen sind zu nennen: lokalanästhetische Eigenschaften fast von der Stärke des Percain und Cocain, sedative Effekte, antikonvulsive Wirkungen sowie die erwähnten spasmolytischen Effekte. Weiterhin sind die zellabdichtende bzw. permeabilitätshemmende Wirkung, der starke antipyretische bzw. hypothermische Effekt (2—20 mg Megaphen senken die Körpertemperatur des Hundes um ca. 2°), die stoffwechsel- bzw. grundumsatzsenkende Wirkung (10—20 mg/kg senken den Sauerstoffverbrauch um 20%) sowie antiemetische Wirkungen (das Apomorphinerbrechen wird unterdrückt) und psychische Wirkungen zu erwähnen, die antipyretische und analgetische Pyramidonwirkung wird verstärkt.

Wahrscheinlich wird die potenzierte Narkose vor allem durch die Permeabilitätsbeeinflussung, die Adrenolyse, Ganglienblockade sowie die hypothermischen und metabolischen Vorgänge und auch durch direkte zentrale Angriffspunkte bedingt. Besonders intensiv sollen die potenzierenden Wirkungen des Präparates Megaphen sein. Hinsichtlich seines Chemismus und der pharmakologischen Daten ist zu sagen, daß sich Megaphen von Diparcol durch eine weitere $CH_2$-Gruppe in der Seitenkette und ein ringständiges Cl-Atom unterscheidet. Wesentlich für die im Vergleich zu Diparcol gefundenen, aber zum Teil noch nicht ausreichend bestätigten günstigen Effekte dürfte die Propyl-Konfiguration der Seitenkette sein, das kernständige Chlor hat geringere oder keine Bedeutung.

Praktisches Interesse für die Durchführung der potenzierten Narkose haben neben Megaphen bisher lediglich Diparcol bzw. Thiantan und Phenergan erlangt. Friebel berichtete kürzlich über eine stärkere Potenzierung der analgetischen und antipyretischen Pyramidonwirkung durch Megaphen als durch Diparcol und Phenergan. Es ist fraglich, ob Megaphen zu einer direkten Herabsetzung des Hirnstoffwechsels führt; eine einwandfreie Bestimmung desselben ohne zumindestens zeitweise Alteration durch vorübergehende Temperatursenkungen erscheint einigen Autoren schwer möglich (Grosse-Brockhoff).

Megaphen besitzt eine direkte und eigenartige zentrale Wirkung: Schlaf wird gefördert, eine Erregungshemmung wie nach den Hypnotika findet jedoch nicht statt. Die Traumtätigkeit erscheint gesteigert. Bei depressiven Zuständen ist die Angst als solche verschwunden, ohne daß jedoch das Bewußtsein des Angstgrundes beseitigt wäre (Flügel).

Diparcol und Megaphen wirken allein nicht analgetisch, jedoch sollen sogenannte Dysästhesien (Causalgie, Stumpfschmerz) beseitigt werden. Kleinste, vor der Enthirnung wirkungslose Dosen Megaphen verhindern nach Großhirnexstirpation Krämpfe und bedingen völlige Muskelschlaffheit.

Der *künstliche Winterschlaf* schließt grundsätzlich an das Verfahren der potenzierten Narkose an. Ähnliche Pharmaka kommen zur Verwendung; hierbei ist nach Laborit die Stoffwechselsenkung das wesentlichste Moment der Megaphenwirkung. Huguénard spricht von einer „Narkose ohne Narkotikum".

Neben der pharmakologischen Temperaturherabsetzung wird durch Kühlung von außen ein zusätzlicher Nutzeffekt erzielt. Der künstliche Winterschlaf ist nicht mit dem natürlichen Winterschlaf identisch, es existieren nur gewisse Analogien. Der dem Winterschlaf einiger Säugetiere (Murmeltier, Siebenschläfer, Goldhamster) zugrunde liegende Wirkungsmechanismus ist noch keineswegs restlos geklärt und die Voraussetzungen für dessen Zustandekommen sind von jahreszeitlichen Faktoren und einer innersekretorischen Umstellung abhängig. Auslösend wirkt die äußere Kälte.

Der $O_2$-Verbrauch des winterschlafenden Murmeltieres beträgt etwa $^1/_{50}$ bis $^1/_{70}$ der Norm. Künstlich hibernisierte Ratten zeigen eine Senkung des $O_2$-Verbrauches um nur ein Siebentel der Norm und sterben bei einer Kerntemperatur von + 9°; winterschlafende Tiere überleben noch + 3°. Beide Temperaturen fallen etwa zusammen mit dem Aufhören der elektrischen Leitfähigkeit der Nerven, der Tod erfolgt durch Sauerstoffmangel. Für das Zustandekommen des natürlichen Winterschlafes dürfte ein im Hypophysenvorderlappen gebildetes Hormon, das „SOMATOTROPIN", um dessen Reindarstellung der Arbeitskreis um LABORIT sich bemüht, von erheblicher Bedeutung sein.

Der den künstlichen Winterschlaf ermöglichende *„Coctail lytique"* besteht aus einer Mischung von 4 mg/kg Phenergan und Megaphen sowie 8 mg/kg Dolantin und ist für Ratten und Hunde ebenso brauchbar wie für Menschen. Seine Zufuhr bedingt auf Grund der erwähnten pharmakologischen Wirkungen der Inhaltsstoffe eine Blockade der vegetativen Regulationen. Die bei der Abkühlung reflektorisch einsetzenden Abwehr- und Gegenregulationen werden durch diesen Coctail paralysiert. Es gelingt nach Applikation einer derartigen Mischung und anschließender leichter Barbituratnarkose sowie künstlicher zusätzlicher Unterkühlung, schmerzlos operative Eingriffe durchzuführen. Die Abkühlung eines Organismus, dessen Vegetativum dermaßen stabilisiert bzw. blockiert ist, erfolgt in Abhängigkeit von der Außentemperatur spontan wie diejenige eines physikalischen Körpers und führt zu einem Zustand der *„vita minima"* (26—28°). Das Auftreten von Frösteln, Muskelzittern und ähnlichen Reaktionen deutet auf eine unzureichende Wirkung des Coctails und muß vermieden werden. Abkühlung unter 26° führt zu schweren Komplikationen. Die Wiedererwärmung eines hibernisierten Tieres oder Menschen muß langsam und unter laufender Kontrolle erfolgen. Auch hier darf Frösteln keinesfalls auftreten, es soll sofort durch weitere Injektionen des Coctail unterdrückt werden. Man muß sich aus der Unterkühlung langsam herausschleichen.

Da ein Hauptthema des letzten Kongresses der Deutschen Pharmakologischen Gesellschaft in Bonn die Problematik des künstlichen Winterschlafes betraf, sei gestattet, einige der hierbei geäußerten Ansichten und Bedenken kurz anzuführen.

Da vom normalen Organismus durch energische Gegenmaßnahmen jede stärkere Unterkühlung verhindert wird, diese Abwehrmaßnahmen aber durch den lytischen Coctail bewußt unterdrückt werden, erhoben einige Diskussionsredner starke Bedenken hinsichtlich der Folgen derartig „unphysiologischer" Maßnahmen. Die Frage nach einer ausreichenden Sauerstoffversorgung — trotz des verlangsamten Stoffwechsels wird naturgemäß Sauerstoff verbraucht — stand im Vordergrund aller Bedenken. Das Hämoglobin des nicht winterschlafenden Warmblüters soll sich in seinen Fähigkeiten hinsichtlich Sauerstoffaufnahme, -transport und -abgabe bei niederen Temperaturen anders und weniger günstig verhalten als das Hämoglobin des Kaltblüters oder Winterschläfers.

Durch bekannte lähmende Pharmaka wie die Barbiturate oder Morphin sollen sich ähnliche stoffwechsel- und temperatursenkende Wirkungen erzielen lassen wie durch Megaphen. Weiter erscheint es nach anderer Auffassung paradox, mittels temperatursenkender Pharmaka vor dem Kältetod schützen zu wollen, denn bei starker Unterkühlung wird der Tod durch Hypoxie nicht aufgehoben, sondern nur aufgeschoben. Als anschaulicher Vergleich wurde das (problematische) Beispiel eines mit einem elektrischen Heizofen schwach geheizten Zimmers gebracht:

> Im *natürlichen* Winterschlaf ist der Heizofen abgestellt, das Zimmer kühlt langsam von außen her durch die Wände ab. Beim *künstlichen* Winterschlaf dagegen ist der Heizofen, wenn auch schwächer, im Betrieb, durch bewußtes Öffnen der Fenster jedoch wird die Kälte hereingebracht.

Weiterhin geäußerte Bedenken, wie etwa: „Je mehr man ein Tier unterkühlt, desto mehr macht man es tot", „Der künstliche Winterschlaf ist eine primitive physiologische Unterkühlung", „Das Ausschleichen aus dem Winterschlaf (bei Frösteln gebe man wieder einen Coctail!) ist ein Selbstbetrug", seien nur am Rande und als nicht sehr stichhaltig und überzeugend erwähnt.

Von anderer Seite wurde auf Grund eingehender Kreislaufanalysen empfohlen, Megaphen und ähnliche Pharmaka bei nichtkreislaufintakten Patienten nur mit Vorsicht zu verwenden. Eigenartigerweise ist bei Basedow-Patienten durch Megaphen keine Grundumsatzsenkung zu erzielen (wohl aber bekanntlich durch Luminal).

Andere Autoren lehnten nach anfänglicher Verwendung der künstlichen Hibernisation diese Methode deswegen ab, weil ein sachgemäßes und richtiges „Auftauen" der Patienten nicht vom Hilfspersonal durchgeführt werden kann, sondern ständige Beaufsichtigung durch Spezialkräfte über mehrere Tage erfordert.

Weiter wurde über die potenzierte Narkose als einen begrüßenswerten Fortschritt für die Neurochirurgie und besonders bei Hirnoperationen berichtet. Allerdings wurden EKG-Änderungen und postoperative Blutungen bei der potenzierten Narkose wiederholt gesehen, auch besteht unter Megaphen eine bedenkliche übermäßige Labilität für hypo- und hyperthermische Beeinflussungen sowie die Gefahr des orthostatischen Kollapses.

*Zusammenfassend* sei betont, daß die Anwendung des künstlichen Winterschlafes als Narkoseverfahren noch nicht aus dem Versuchsstadium herausgekommen ist. Vieles scheint an dieser Methode, die keineswegs ein universelles neues Narkoseverfahren darstellen soll, verlockend, könnte man sich doch nach entsprechender Vervollkommnung des Verfahrens nach Wunsch und Bedarf für Monate oder Jahre hibernisieren lassen, um irgendwelchen Widerwärtigkeiten aus dem Wege zu gehen! Das Bemühen von LABORIT, für seine weiteren Versuche das Hypophysenvorderlappenhormon „SOMATOTROPIN" in reiner Form anzuwenden, zeigt, daß sich noch vieles an diesem neuen Verfahren im Entwicklungsstadium befindet und weder der „Coctail lytique" noch die zusätzliche Anwendung verschiedenster Pharmaka (Vitamin B, $B_6$, Procainamid usw.) bereits das Optimum darstellen. Das Bemühen, die von LABORIT und seinen Mitarbeitern geleisteten Pionierarbeiten weiter auszubauen und auch pharmakologisch zu untermauern, dürfte den Einsatz lohnen.

# Klinische Erfahrungen mit der potenzierten Narkose und dem künstlichen Winterschlaf

von Doz. Dr. R. Frey
Leiter der Anästhesieabteilung der Chirurgischen Universitätsklinik, Heidelberg

Ich danke Ihnen für Ihre freundliche Einladung, Ihnen über unsere klinischen Erfahrungen mit der potenzierten Narkose und dem künstlichen Winterschlaf zu berichten.

Es gibt Operationen, die technisch durchzuführen keine Schwierigkeiten bereiten würde, wie z. B. der Verschluß eines Defektes in der Scheidewand des Herzens, die plastische Wiederherstellung einer Herzklappe oder eine ausgedehnte Operation an einem kachektischen Krebskranken. Und doch können diese Eingriffe unter den bisherigen Umständen nicht ausgeführt werden, weil die Patienten diese Eingriffe nicht überleben würden: Die Herzoperation nicht wegen der langen Unterbrechung der Blutzufuhr zum Gehirn, die anderen Eingriffe nicht wegen der Hinfälligkeit der Kranken, die dem Streß der Operation nicht gewachsen wären. Die Lösung dieser Aufgabe ist also kein operatives, sondern ein anästhesiologisches Problem.

Eine Erweiterung der operativen Möglichkeiten der Chirurgie wäre also möglich, wenn es gelänge,

1. die Unterbrechung der Blutzufuhr zum Gehirn und anderen lebenswichtigen Organen auch über längere Zeiträume zu überbrücken und
2. den Streß zu verhüten oder zumindest auf einen günstigeren Zeitpunkt zu verschieben.

Die künstlichen Herz-Lungen-Apparate sind vorerst zu kompliziert und zu teuer, als daß sie bei uns breitere praktische Bedeutung gewinnen könnten. Die intraarterielle Transfusion oxygenierten Blutes ist ebenfalls teuer und hilft nur über einen sehr kurzen Zeitraum hinweg. Wir müssen also nach neuen Möglichkeiten Ausschau halten.

Tatsächlich hat sich inzwischen ein Weg, der seit 30 Jahren nur experimentell geprüft worden war, im letzten Jahr auch als klinisch brauchbar erwiesen:

Der künstliche Winterschlaf oder, wissenschaftlich korrekter: Die „*künstliche Hypothermie mit vegetativer Blockade*“.

Der Eingriff in die Isothermie des menschlichen Körpers, der aus dem homoiothermen Menschen ein poikilothermes Wesen macht, scheint noch brutaler und unphysiologischer zu sein als der Eingriff in die Konstanz des Blutdruckes bei der künstlichen Hypotonie. Doch wie die willkürliche Blutdrucksenkung ihr physiologisches Analogon im Totstellreflex mancher Tiere (Betzold-Jarisch) hat, so hat die willkürliche Unterkühlung ihr physiologisches Analogon im Winterschlaf einer ganzen Reihe von Tieren, *auch* von Säugetieren.

Sie alle kennen den Schongang, den z. B. die Fledermäuse oder Bären oder Murmeltiere einzuschalten vermögen, wenn sie in der kalten Jahreszeit von ihren körpereigenen Reserven leben müssen. Tage-, ja wochenlang können sie in einer Höhle oder unter dem Schnee in einer vita minima verharren, resistent gegen Eingriffe, die sonst den Tod zur Folge haben würden.

Es gilt also, auch beim kranken Menschen nur diese in seiner Stammesgeschichte vorgebildete Reaktionsmöglichkeit zu wecken und ihn in einer Art Atavismus in einen derartigen Zustand zurückzuversetzen[1]). Daß dies praktisch möglich ist, haben der französische Physiologe und Chirurg Laborit und sein Anästhesist Huguénard auf der Anästhesie-Sitzung des letzten Deutschen Chirurgenkongresses an Hand von 100 Fällen

[1]) Der künstliche Winterschlaf hat mit dem natürlichen allerdings lediglich die Senkung der Körpertemperatur gemeinsam, so daß man besser nur von „künstlicher Hypothermie“ spricht.

dargelegt. Die Wege allerdings, die zu diesem Ziel führen, sind schwierig und bedürfen der intensiven Beschäftigung mit ihren Prinzipien:

1. Das Prinzip der *potenzierten Narkose* durch sinngemäße kluge Arzneimittel-Kombinationen beruht auf der Bürgischen Regel: „*Die Wirkung von Mitteln mit demselben Endeffekt, aber verschiedenen Angriffspunkten, addiert sich nicht nur, sondern potenziert sich.*" Dieses Prinzip hat in zahlreichen wertvollen Arzneimittel-Kombinationen Anwendung gefunden, wie z. B. bei der Chemotherapie des Krebses in der sog. „Syncarcinokolyse"; oder bei der Chemotherapie der Tukerkulose in der Kombination von Streptomycin und Paraaminosalizylsäure (man geht heute so weit, daß bei letzterer die Anwendung z. B. des Streptomycins allein direkt als Kunstfehler angesehen wird); oder bei der Anästhesie in der Kombination eines *Schlafmittels* (Barbiturat) mit einem *Analgeticum* (Morphin, $N_2O$) und einem *Muskelrelaxans.*

2. Auch das Prinzip der *Blockierung des neuroendokrinen Systems* hat in der Chirurgie schon lange weite Verbreitung gefunden, z. B. bei der Paravertebral-Anästhesie, Stellatum-Anästhesie, der Sympathicotomie und Sympathektomie, den Adrenolytika oder Vagolytika und der Resektion oder Entfernung endokriner Drüsen usw., der thyreostatischen Behandlung, der Gabe gegengeschlechtlicher Hormone usw.

Um den Menschen poikilotherm zu machen, muß insbesondere das Temperaturzentrum im Zwischenhirn mit seinen afferenten und efferenten Bahnen weitgehend ausgeschaltet werden. Dieses ist bisher leider nicht durch ein einziges Mittel, sondern nur durch eine sinngemäße Arzneimittel-Kombination möglich, die von Huguénard sogenannte lytische Mischung. Folgende Mittel wurden bisher, jedes in schwacher, für sich allein unterschwelliger Dosis, verwendet:

- Novocain und Novocainamid
- Curare und andere Muskelrelaxantien
- Pendiomid und andere ganglienblockierende Mittel
- Dolantin
- Spartein
- Barbiturate
- Magnesium
- Antihistaminika der Phenothiazinreihe.

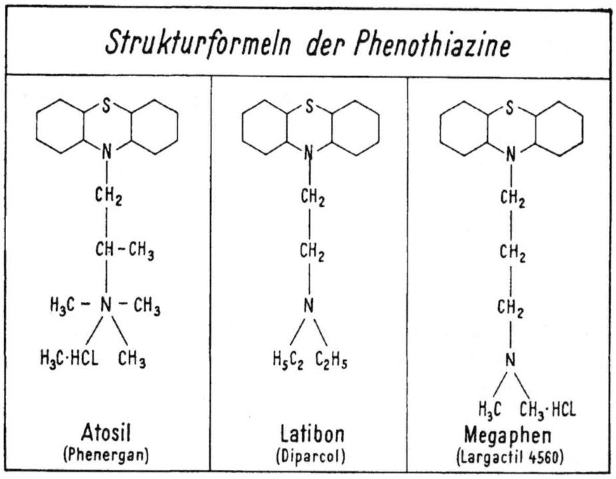


Abb. 1. Die Strukturformeln einiger klinisch wichtiger Phenothiazine (die in Frankreich üblichen Bezeichnungen sind in Klammern gesetzt).

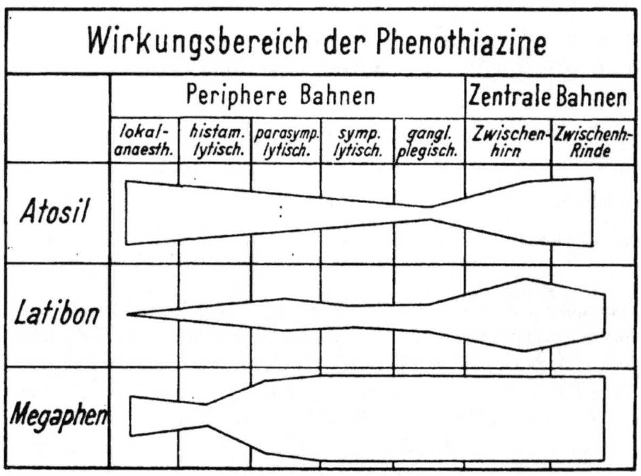


Abb. 2. Schematische Darstellung des Wirkungsspektrums einiger klinisch wichtiger Phenothiazine.

An der Heidelberger Klinik haben wir bisher über 100 Kranke mit der potenzierten Narkose anästhesiert. Wir konnten hierbei die bereits 1952 mitgeteilten günstigen Erfahrungen von Sauerwein, Saarbrücken, bestätigen.

Den Kälteschlaf mit künstlicher Hypothermie[1]) verwendeten wir bei 25 Kranken (alles

[1]) Auf die Technik brauchen wir nicht näher einzugehen, da sie auch im deutschen Schrifttum von P. Hu-

nach bisheriger Erfahrung infauste Fälle). Meist handelte es sich um sonst inoperable Hirntumoren oder sonstige inoperable Tumoren, zentrale Hyperthermien infolge von Contusio cerebri oder Stammhirnblutung und extrem schwere Basedow-Kranke. Es konnten hierbei 16 Patienten am Leben erhalten werden, die sonst mit an Sicherheit grenzender Wahrscheinlichkeit gestorben wären.

Weitere günstige Erfahrungen wurden an der Psychiatrischen Klinik Heidelberg bei schwer erregten Manien, Depressionen, Phobien usw. erzielt (H. Meyer). An der Neurologischen Klinik wurden Patienten mit spastischen Kontrakturen infolge neurologischer Erkrankungen günstig beeinflußt. Kranke mit schwerstem Delirium tremens, die auf keine andere Behandlung ansprachen, konnten durch Megaphen allein oder die lytische Mischung ruhiggestellt werden. In der Medizinischen Klinik sprachen Kranke mit Hyperthermien zentraler Genese und Typhus-Psychosen und andere psychische Veränderungen bei schweren Infektionskrankheiten ausgezeichnet auf die Phenothiacine an. Die Aufzählung dieser Beispiele stellt nur einen Anfang der für diese neuen Mittel möglichen Entwicklung dar.

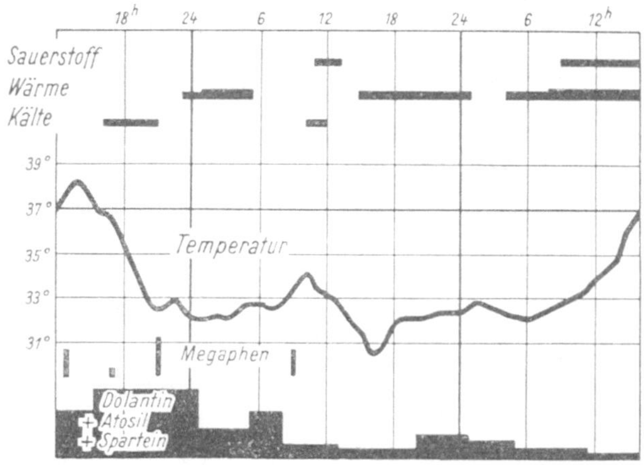


Abb. 3. Schematische Darstellung des Ablaufs einer künstlichen Hypothermie.

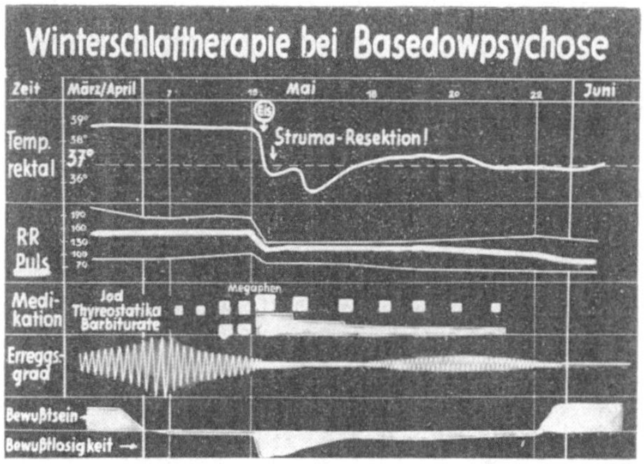


Abb. 4. Graphische Darstellung des Ablaufs einer Winterschlaftherapie bei Basedow-Psychose. Nachdem sämtliche internistische Maßnahmen (Jod, Thyreostatika, Barbiturate) erschöpft waren, lag die Patientin Anfang Mai 1953 ununterbrochen tobend und schreiend in der Isolierzelle der psychiatrischen Klinik. Nach massiver vegetativer Blockierung konnte die Strumaresektion durchgeführt werden. Glatter Heilungsverlauf, die Patientin nimmt 15 kg zu und wird geistig wieder völlig normal.

Ich fasse zusammen: Wie H. Schaefer auf dem Deutschen Chirurgen-Kongreß 1952 dargelegt hat, können sinnvolle Abwehrreaktionen dann ihren Sinn verlieren und sinnlos, ja schädlich werden, wenn der Eingriff die normalen physiologischen Kompensationsmöglichkeiten des Organismus überschreitet. Durch die potenzierte Narkose und mehr noch durch die Unterkühlung wird nun der Körper in einen Schongang versetzt. Der Streß wird zwar nicht aufgehoben; er wird jedoch verschoben auf einen späteren günstigeren Zeitpunkt, wenn die Operation längst zu Ende, der Flüssigkeitshaushalt ausgeglichen und die Sauerstoff-

---

Guenard (Anästhesist **2**, 33—39; **3**, 32—36) und H. Laborit (Anästhesist **1**, 19—21) ausführlich dargestellt ist. Unsere Durchschnittsdosierung betrug **18** *cm³ der lytischen Mischung* (= Megaphen 150 mg + Atosil 150 mg + Dolantin 300 mg) binnen 24 Stunden, verteilt auf mindestens sechs Einzeldosen intramuskulär, unterstützt durch Vomex A Suppositorien + Novocainamid 0,2 g und Magnesium ascorbicum 1 g.

versorgung optimal ist. Gefährlich ist vor allem das Moment des Nachlassens der Ganglienblockierung und des Erwachens aus dem Kälteschlaf, wenn Hypophyse, Schilddrüse, Nebenniere und vegetatives System wieder zu arbeiten beginnen und das Muskelzittern einsetzt.

Als ich 1952 zum Ersten Deutschen Anästhesistentreffen die Kollegen LABORIT und HUGUÉNARD nach München einlud, ahnte ich nicht, daß ihre Anschauungen und Methoden binnen einem Jahr einen derart sensationellen Siegeszug durch Deutschland antreten würden. In diesem Enthusiasmus liegt jedoch zugleich eine *Gefahr*: die Gefahr der Überbewertung und des Über-das-Ziel-Hinausschießens. Beides würde nicht nur der Methode, sondern auch der modernen Anästhesie schaden und zu Rückschlägen führen. Ich benutze deshalb die Gelegenheit, einige Irrtümer richtig zu stellen:

1. Weder die potenzierte Narkose noch der Kälteschlaf sind eine neue Idee.
   a) Der Begriff der Potenzierung geht auf den Schweizer Pharmakologen BÜRGI zurück. Unsere seit 40 Jahren übliche Prämedikation mit Morphin-Atropin oder Scopolamin hat z. B. ja ebenfalls keinen anderen Zweck, als die Wirkung der nachfolgenden Anästhetika zu potenzieren. Ein weiteres Beispiel ist die STROGANOFFsche Kur bei der Eklampsie usw.
   b) Die lokale Kälteanästhesie mit Eis oder Schnee ist seit dem Altertum bekannt, nicht erst seit LARREY, dem Leibarzt Napoleons. Der allgemeine Kälteschlaf zum Zweck der Anästhesie wurde von dem Österreicher LUTZ bereits seit 15 Jahren experimentell weitgehend geklärt, wie Sie seiner Arbeit im Anästhesist **2**, 161 (1953) entnehmen können.
2. Der natürliche Winterschlaf der Tiere ist ein *physiologischer* Vorgang: Der Grundumsatz sinkt auf $^{1}/_{50}$ des Normalwertes. Er ist nicht durch Kälte zu erzwingen, sondern hängt von jahreszeitlichen endokrinen Schwankungen ab. Der künstliche Kälteschlaf ist von dem natürlichen Winterschlaf grundsätzlich verschieden: die physiologischen Regulationen werden, da sie nicht mehr zweckmäßig sind, ausgeschaltet. Der Anästhesist muß die Regulationen übernehmen und — wie bei der Curarisierung die Stelle des Atemzentrums — so hier die des Kreislauf- und Wärmezentrums selbst einnehmen.

Früher gab man in einer gefährlichen Situation Sympathicometica der Adrenalinreihe — heute gibt man umgekehrt Sympathicolytica und ganglienblockierende Mittel. Die eigentlichen Anästhetika brauchen unter diesen Umständen viel weniger zu leisten, können also in viel geringerer Dosierung gegeben werden. Bei korrekter Durchführung durch routinierte Anästhesisten sind Komplikationen nicht häufiger, sondern Pneumonien, Ödeme usw. sind seltener geworden. Die einzige Komplikation, die wir anfangs häufiger sahen, war eine Reizung der Venenwand bei längerer Zufuhr der lytischen Mischung. Wir sind deshalb dazu übergegangen, diese in der Dauertropfinfusion intramuskulär zuzuführen, wobei wir die Resorption durch vorherige Injektion von Kinetin oder einem anderen Hyaluronidase-Präparat beschleunigen.

Es hat sich nicht bewährt, den Kälteschlaf länger als 3—5 Tage aufrechtzuerhalten. Eine leichte vegetative Blockierung ohne Senkung der Körpertemperatur unter die Norm wurde jedoch inzwischen von psychiatrischer Seite ohne Komplikationen über Wochen ausgedehnt.

Eine weitere Komplikation bei höherer Dosierung ist eine gelegentliche Tachycardie, die jedoch auf Gaben von Novocain oder Novocainamid meist rasch zurückgeht.

Während der potenzierten Narkose und dem Kälteschlaf ist wegen der damit verbundenen Vasodilatation auf einen adäquaten Blut- und Flüssigkeitsersatz dringend zu achten.

Nach den Untersuchungen des Kölner Physiologen SCHNEIDER, die auf dem letzten Deutschen Chirurgen-Kongreß vorgetragen wurden, ist die Vulnerabilität des Gehirns am geringsten bei einer Körpertemperatur des Warmblüters zwischen 32 und 37°. Eine Senkung unter diese Grenze und eine Steigerung über diese Grenze bedeutet eine Gefährdung, besonders bei zusätzlichen Belastungen, wie Ödem oder Sauerstoffmangel.

Die Phenothiazine und insbesondere das Megaphen sind pharmakologisch nicht indifferent. Die Gefahr der Überdosierung ist zwar geringer als bei den üblichen Anästheticis (Barbiturate, Äther) und die therapeutische Breite größer; trotzdem ist bereits ein Todesfall nach allzu hoher und langer Megaphen-Verabreichung bei einem Schizophrenen bekanntgeworden. Das Mittel führt zu einem leichten Blutdruckabfall und Pulsanstieg sowie zu einer geringen Minderung des Schlagvolumens des Herzens. Bei schwer Herzkranken kann dies schädlich sein, wenn nicht für adäquaten Blutersatz gesorgt wird.

Bei Herz- und großen Gefäßoperationen hat sich uns die Methode an der Heidelberger Klinik besonders bewährt. Die Commissurotomie der Mitralklappe und die Aortenresektion bei Isthmusstenose wird wesentlich besser vertragen bei vegetativer Blockierung. Aber auch bei einfachen Äthernarkosen bedeuten die Antihistaminica eine Erleichterung durch ihre sekretionshemmende Wirkung. Auch bei Kindern haben wir günstige Erfahrungen gemacht bei großen Operationen und bei der Behandlung schwerer Verbrennungen.

Soll während einer potenzierten Narkose oder Ganglienblockierung der Blutdruck rasch gehoben werden, so hat sich uns die intravenöse Dauertropfinfusion mit Arterenol (Nor-Adrenalin) bewährt. Adrenalin blieb hingegen bisweilen wirkungslos.

Auf dem letzten Pharmakologen-Kongreß[1]) wurde auch von internistischer Seite über günstige Erfahrungen beim schweren Basedow berichtet. Eine Herabsetzung des Grundumsatzes war jedoch nur durch Senkung der Körpertemperatur, nicht durch die Mittel allein zu erzielen. Bei einer Körpertemperatur von 33° wurde eine Senkung des Grundumsatzes auf 60—70% des Ausgangswertes beobachtet.

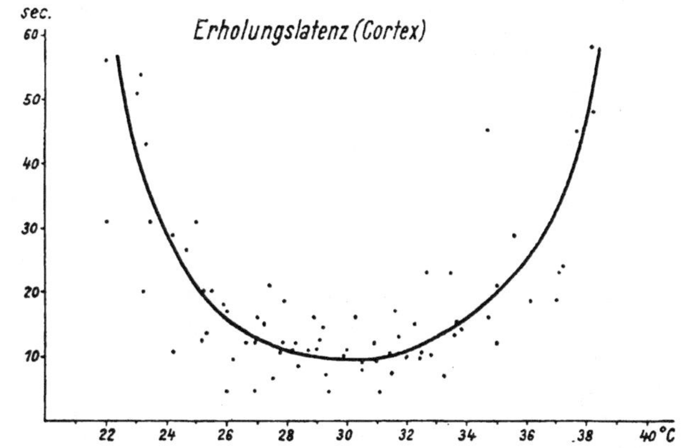


Abb. 5. Die Erholungslatenz der Hirnrinde bei Unterbrechung der Blutzufuhr in verschiedenen Temperaturbereichen beim höheren Warmblüter (nach SCHNEIDER, Köln).

Von psychiatrischer Seite wurde die Wirkung des Megaphens auf die Psyche als „vitalvegetative Harmonisierung der Persönlichkeit“ bezeichnet. Dysästhesien würden beseitigt, und es komme zu einer zentral-nervösen Schwellenwertsänderung (FLÜGEL).

Für den Urologen ist es interessant, daß durch die Weitstellung der Gefäße eine Förderung der Diurese (vorausgesetzt, daß der Blutdruck nicht unter 90 mm Hg sinkt) beobachtet wird, ähnlich wie bei Spinal- oder Paravertebral-Anästhesie.

Der durch die Phenothiazine erzielte Schlaf ist, wie wir im Selbstversuch feststellen konnten, nicht mit dem normalen Schlaf identisch: Die Versuchspersonen und Patienten waren immer ansprechbar, schliefen jedoch gleich wieder ein, wenn sie in Ruhe gelassen wurden. Es wurde eine Dämpfung von Erregungszuständen und der Erlebnisfähigkeit beobachtet, Angstgefühle wurden überwunden. Auch Übelkeit und Brechreiz gingen zurück. Die Präparate haben deshalb inzwischen bei der Reisekrankheit und Seekrankheit sowie beim Röntgenkater mit Recht eine weite Verbreitung gefunden.

Zum Schluß möchte ich Sie bitten, die neue Methode nicht als fertig durchgearbeitet anzusehen und blind zu übernehmen, sondern ihr mit aller Skepsis entgegenzutreten. Die potenzierte Narkose und der Kälteschlaf stehen noch im Versuchsstadium und es wird noch mindestens 1 Jahr vergehen, bis ihre Methodik und Indikation ausgearbeitet und fest umrissen sind. Unser aller Aufgabe ist es, mit kritischem Sinn an diesem Problem weiterzuarbeiten.

---

[1]) Arch. f. exper. Path. **222,** 1—88 (1954).

## Literatur


1942 Crossmann u. a., Arch. Surg. **44,** 139—156.
1943 v. Werz, Arch. f. exper. Path. **262,** 561.
Wezler, K., u. a., Z. exper. Med. **112,** 345—379.
1944 Kramer u. a., Klin. Wschr., 204.
1947 Crossmann, L. W., u. a., JAMA. **133,** 377—382.
1948 Rewerts, G., Klin. Wschr., 249—250.
1949 Fleckenstein, A., Verh. Dtsch. Ges. inn. Med. **55,** 623—626.
1951 Lutz, W., u. a., Münch. med. Wschr., 161.
1952 Bobbio, A., u. a., Presse méd., 1708—1712.
Cathala, H. P., u. a., Presse méd., 1673.
Flandin, M., Presse méd., 402.
Forster, E., u. a., Presse méd., 988.
Kayser, Ch., u. a., Presse méd., 1699—1702.
Laborit, H., u. a., Presse méd., 1455—1456.
Laborit, H., u. a., Anest. et Analg. **9,** 238.
Lazorthes, G., u. a., Presse méd., 645.
Mollaret, P., u. a., Presse méd., 402.
Ravina, A., Presse méd., 402.
Sauerwein, W., Anaesthesist **1,** 33; **2,** 39—42.
Soares, B. G., u. a., Anest et Analg. **9,** 29—34.
Vernet, M., Presse méd., 309—310.
1953 Ciocatto, E., Vortr. Amer. Soc. Anest. Seattle, Wash. Oct. 5—9.
Cahn, J., u. a., Anest. et Analg., **10,** 80—88.
Delay, J., u. a., Presse méd., 1165—1166.
Dietmann, K., Anesthesist **2,** 155.
Frey, R., und Gnüchtel, W., Anästhesist **2,** 151.
Huguénard, P., Anest. et Analg. **10,** 16—63; **10,** 1. Anaesthesist **2,** 33—39; **3,** 32—36.
Irmer, W., Vortr. Tag. Verein. Niederrh.-Westf. Chir.; Anesthesist **2,** 151.
Irmer, W., u. a., Dtsch. med. Wsch., 361—366.
Jentzer, A., u. a., Anesthesist **2,** 189.
Körner, M., Dtsch. med. Wschr. **78,** 1514.
Kolle, K., u. a., Dtsch. med. Wschr. **78,** 1723.
Koss, F. H., Vortr. 70. Kongr. Dtsch. Ges. Chir., München; Anesthesist **2,** 155.
Kucher, R., Anesthesist **2,** 190; **2,** 190.
Kuwabara, S., Künstl. Hypotension u. Hibernation, Nankodo, Tokyo.
Laborit, H., Ann. de Chir. **29,** No. 7.
Laborit, H., Anesthesist **2,** 189.
Laborit, H., Vortr. 20. Tag. Dtsch. Pharm. Ges., Bonn.
Laborit, H., u. a., Presse méd., 1029—1030.
Lewis, F. J., u. a., Surg. etc. **33,** 52—59.
Loew, Fr., Anesthesist **2,** 155.
Lutz, W., Anesthesist **2,** 161—167.
Meyer, H. H., Dtsch. med. Wschr., 1097—1100.
Pampus, F., Chirurg **24,** 298—302.
Rizzi, R., Anesthesist **2,** 189.
Schneider, M., Vortr. 70. Tag. Dtsch. Ges. Chir., München. Arch. klin. Chir. 1953.
Soulier, J.-G., Presse méd., 1072.

# Erfahrungen mit der durch Phenothiazin potenzierten Narkose

von Dr. K. L. Schober
Oberassistent der Chirurgischen Universitätsklinik, Halle a. d. S.

Es ist für mich nicht leicht, nach dem umfassenden Referat meines Vorredners mit unseren verhältnismäßig bescheidenen Erfahrungen aufzutreten. Ich sehe mich dazu aber trotzdem berechtigt, da es sich einmal um die Arbeit mit einem in der DDR hergestellten Präparat handelt, und zum anderen, da es interessant ist, die Wirkung eines einzelnen Mittels und keine komplexe Medikamentwirkung zu untersuchen. Seit Ende 1952 erfolgt in der Chir. Universitätsklinik Halle die anästhesistische Vorbereitung und Nachbehandlung bei Endotrachealnarkosen mit dem schon wesentlich länger als Antihistaminpräparat im Handel befindlichen Thiantan der Deutschen Hydrierwerke Rodleben, welches identisch ist mit dem französischen Präparat Diparcol und dem Latibon der Firma Bayer. Es ist das HCl-Salz des N-Diäthylaminoäthylphenothiazins.

Es sei hier darauf hingewiesen, daß die große Vielzahl verschiedener Bezeichnungen für chemisch gleiche Präparate in den verschiedenen Ländern, ja sogar innerhalb der gleichen Länder durch verschiedene Werke, vor allem in der Anästhesiologie zu erheblichen Schwierigkeiten in der Bezeichnung und Verständigung führen kann, und daß eine Vereinheitlichung der Bezeichnung chemisch-identischer Präparate wünschenswert wäre.

Das Thiantan wurde zur Prämedikation in etwa 130 Fällen aus der Thoraxchirurgie und ausgesucht schweren Situationen der Abdominal- und Allgemeinchirurgie verwendet, d. h. bei Lungen- und Mediastinaleingriffen, Ösophagus- und Cardiaresektionen, totalen Magenresektionen, Cystektomien, sacro-abdominalen Rectumamputationen, großen retrosternalen Strumen und sonstigen Risikolagen. Das Verfahren wurde in der Dosierung einer gewissen Wandlung unterworfen, jetzt hat sich jedoch folgendes Standardverfahren bei uns eingebürgert:

Am Vorabend: 0.3 Luminal + 50 mg Thiantan i. m.
Morgens: 1½ Std. vor Anästhesiebeginn 0.3 Luminal
1 Std. vor Anästhesiebeginn 200 mg Thiantan + 1 Tablette Acedicon
½ Std. vor Anästhesiebeginn 0.5 mg Atropin
Anästhesiebeginn mit Vollendung der Venaesectio,
danach vor dem Barbiturat und dem kurzwirkenden Relaxans nochmals 200 mg Thiantan i.v.

Bei reduzierten Patienten wurden zum Schluß nur 100 mg Thiantan i.v. gegeben, bei Kindern je nach dem Alter, meist 50 mg Thiantan. In einer Serie wurde vorbereitend statt 200 mg nur 50 mg Thiantan i. v. gegeben, dazu jedoch 0.01 Morphium. Eine Potenzierung des antidiuretischen Morphiumeffektes, von dem in der Literatur berichtet wird, wurde nicht gesehen.

Das Ergebnis unserer Erfahrungen sei vorwegnehmend folgendermaßen zusammengefaßt: Von den drei Stufen der Phenotiazinwirkung

1. erleichterte Narkose,
2. potenzierte Narkose,
3. Winterschlaf

wurde nur die erste Phase der erleichterten Narkose erreicht.

Im einzelnen wurden folgende Wirkungen beobachtet: Ein hypnotischer Einfluß war deutlich und nicht zu übersehen. Die Patienten wurden unbeteiligt bis schläfrig, schliefen sogar bisweilen unter der intravenösen Injektion ein. Es war durchaus ungewöhnlich, daß ein Patient bei Narkosebeginn noch Zeichen von Erregung aufwies. Gleichzeitig mit der intravenösen Injektion des Thiantan wurde eine deutliche Eupnoewirkung beobachtet, die zum Teil so stark war, daß es zum Hüsteln, ja zu stärkerem Hustenreiz für kurze Zeit kam. Die intravenöse Injektion darf deshalb nicht zu schnell vorgenommen werden. Ferner wurde während der intravenösen Applikation zunächst ein Anstieg des Blutdruckes zugleich mit Tachykardie beobachtet, manchmal auch vom Patienten die letztere subjektiv empfunden. Nach 5—10 Minuten trat jedoch wieder ein Abfall ein, spätestens jedoch nach Einsetzen der Barbituratnarkose. Es war bisher nicht sicher zu klären, ob es sich hierbei um einen Effekt der chemischen Struktur des Präparates, dem einer hypertonen Lösung oder einer Lösung von erheblich abweichendem $p_H$ handelt. Im späteren Verlauf der Narkose war der Blutdruck eher niedrig. An 10 Kontrollpatienten, bei denen kleinere Eingriffe in Lokalanästhesie oder Narkose durchgeführt wurden, konnte nach Verabfolgung der üblichen intramuskulären Dosis eine Wirkung auf den Blutdruck nicht festgestellt werden.

Eine nachteilige Wirkung, welche aus der Literatur bekannt war, konnten wir bestätigen: den Reiz des Präparates auf die Intima der Venen in Form einer Rötung und später Thrombosierung. Es ist deshalb notwendig, das Präparat mindestens auf die Hälfte zu verdünnen und die Injektionen nicht in die ohnehin überbelastete V. saphena, sondern in die Armvene vorzunehmen. Embolien wurden nicht häufiger als früher, d. h. sehr selten beobachtet. Auch Lungenatelektasen wurden nicht häufiger als vor Verwendung des Thiantan gesehen. Einmal jedoch trat unter der intravenösen Injektion eine akute, flüchtige totale Atelektase einer Lunge auf, die zur Absetzung des Eingriffes zwang. Die Bronchialsekretion war im ganzen geringer, der Schleim zäher als in der Zeit vor Verwendung des Präparates. Der Verbrauch an Barbituraten dürfte bei Verwendung von Thiantan erheblich verringert werden. Jedenfalls wurde wesentlich weniger Inactin benötigt, als vor Verwendung des Mittels an Evipan gegeben werden mußte. Der Wechsel des Barbiturats gleichzeitig mit der Umstellung der Prämedikation war durch besondere Umstände bedingt und zufällig. Der Verbrauch an Relaxantien war nicht geringer als vor dem, wegen der eupnoischen Wirkung auch nicht zu erwarten. Erst nach einer bis 1½ Stunden Operationsdauer konnten Relaxantien in größeren Abständen nachgegeben werden. Aber auch hier ist ein Vergleich schwierig, da aus den gleichen Gründen eine Umstellung von Curare auf Myorelaxin-Langnarkose erfolgte. Über eine Verringerung des Ätherverbrauches kann nicht geurteilt werden, da nur wenige Narkosen mit Ätherzusatz durchgeführt wurden.

Zunächst fehlte es an den notwendigen Kreisatmungsgeräten, nach deren Erhalt fehlte es monatelang an Natronkalk zu ihrer Benutzung.

Ein Nachschlaf ist nicht unter allen Umständen vorhanden, er ist abhängig von der Länge und Schwere des Eingriffes und der Narkosedauer. Nach größeren Eingriffen waren die Patienten am Nachmittag und oft über Nacht angenehm somnolent, bei leichter Erweckbarkeit aber klar. Eine ähnliche Situation besteht bezüglich des Nachschmerzes, er ist häufiger bei kurzdauernden Eingriffen und mit 100 mg Dolantin sowie 50 mg Thiantan erfolgreich zu bekämpfen.

Es wird bestätigt, daß Patienten, die während der Operation Schmerzen empfanden, eine andere Einstellung zum Schmerz und keine quälende Erinnerung hatten. Sie befinden sich postoperativ in einer Lage psychischen Wohlbefindens. Temperaturmessungen während der Operation wurden nicht regelmäßig vorgenommen. Wir gewannen den Eindruck, daß am Operationstage die Abendtemperatur verhältnismäßig niedrig blieb. Innerhalb der Beobachtungszeit ereigneten sich 4 Todesfälle im Anschluß an Endotrachealnarkosen, wobei dreimal der Kreislauf, einmal eine Obturationsatelektase die Todesursache waren. Ein Zusammenhang mit dem gegebenen Mittel konnte nicht gefunden werden. Kombination von Thiantan mit Procainamid wurde nicht vorgenommen, da letzteres nicht verfügbar war, mit Pendiomid nur so selten, daß ein Urteil darüber nicht abgegeben werden kann.

Das *zusammenfassende Urteil* über die Verwendung von Thiantan zur Prämedikation bei Endotrachealnarkosen unter Curareverwendung ist dahin zu fällen, daß das Präparat zur Erreichung eines vollpotenzierenden Effektes nicht ausreicht, wohl aber narkoseerleichternd wirkt. Morphium wurde bei uns aus der Narkosevorbereitung ausgeschaltet. Eine volle Potenzierung der Narkose ist auch nicht zu erwarten, da es sich bei Thiantan nicht um einen Neuroplegikum handelt, der Sympathikus also nicht genügend ausgeschaltet wird. Die wenigen Vergleichsfälle, in welchen Megaphen zur Anwendung kam, zeigten uns das sehr deutlich. Es steht vor uns also die Aufgabe, entweder für die Einfuhr vollwertiger neuroplegischer Mittel in ausreichendem Maße einzutreten oder ihre Herstellung in dem gleichen Sinne in der DDR zu erwirken.

# Klinische Erfahrungen mit der kontrollierten Hypotension

von Dr. O. Just
Anästhesist, Chirurgische Klinik der freien Universität, Berlin

Die stetigen Fortschritte der operativen Medizin, verbunden mit der Verbesserung der Narkoseverfahren, erlauben heute chirurgische Eingriffe, deren Ausmaß und Dauer oft großen Blutverlust verursachen. Die bisher angewandte und jetzt noch gültige Therapie, diesen operativen Blutverlust auszugleichen, besteht in einer systematischen Schockprophylaxe durch kontinuierliche Blutzufuhr. Eine vollkommen neue Lösung dieses Problems stellt die *kontrollierte Hypotension* dar, welche die Blutung im Operationsgebiet auf ein Minimum reduziert. Wir verstehen darunter eine künstliche Blutdrucksenkung durch Verabreichung von Ganglienblockern, also Substanzen, die an den Ganglien des neurovegetativen Systems angreifen.

Schon seit längerer Zeit hat man in der Chirurgie nach Methoden gesucht, die es ermöglichen sollten, die intra-operative Blutung und den sich daraus ergebenden Blutverlust auf ein Mindestmaß zu beschränken. Pioniere in der blutdrucksenkenden Technik sind Griffith und Gillies, die versuchten, vor allem bei Eingriffen im Hals und Kopfbereich, den Blutdruck mit Hilfe einer hohen Spinalanästhesie zu senken. Gardner nahm aus dem gleichen Grund sogar einen Aderlaß zu Beginn des Eingriffes vor und transfundierte am Ende der Operation das Blut wieder. Wesentlich eleganter und physiologischer war es, auf medikamentösem Wege eine temporäre und schnell reversible Blutdrucksenkung zu erreichen, um dadurch die Blutung zu vermindern. So kam schließlich der Vorschlag von Enderby, ein blutfreies Operieren durch eine medikamentös gesteuerte Hypotension zu bewirken. Als Medikamente kommen Derivate der quarternären Ammoniumbasen, vor allem das Penta- und Hexamethonium, zur Anwendung.

Meine Damen und Herren, als wir an unserer Klinik vor nun gut 2 Jahren daran gingen, bei gewissen Eingriffen die kontrollierte Hypotension auszuführen, fehlte es natürlich nicht an Kritikern und Warnern. Hatte man doch bis jetzt die feste Meinung und Ansicht, daß jeder Blutdruckabfall unter 100 mm Quecksilber während der Narkose unbedingt zu therapieren sei, da man sehr oft die bittere Erfahrung machte, daß ein länger bestehender systolischer Blutdruck unter 80 mm Hg zu einer ungenügenden Sauerstoffversorgung des Zentralnervensystems und der parenchymatösen Organe führte und somit irreparable Schäden setzte. Diese Meinung ist aber, wie wir heute wissen, nicht allgemein gültig, denn bei der Versorgung der Gewebe mit Sauerstoff kommt es nicht so sehr auf den absoluten Blutdruckwert an, sondern auf den Zustand der Gefäße, d. h. des Kreislaufes. Kam es unter den alten Narkosebedingungen zu einem Blutdruckabfall und Pulsanstieg, so handelte es sich immer um die Zeichen eines Schockzustandes, sei es nun, daß er durch einen starken Blutverlust oder toxisch durch Überdosierung des Narkotikums bedingt war. Diesen Zuständen war aber bereits vorher eine Kompensation des Kreislaufs durch maximale Gefäßverengerung vorausgegangen. Die klinischen Symptome dieser Patienten sind uns allen bekannt: kleiner frequenter Puls, aschgraue Farbe, kalte und feuchte Haut.

Im Gegensatz dazu steht nun die blutdrucksenkende Technik mit ganglienhemmenden Substanzen. Diese Blutdrucksenkung ist nicht mit einer Gefäßverengerung verbunden, im Gegenteil, durch Lähmung des Gefäßsympathicus wird eine Gefäßerweiterung erzielt. Die Peripherie dieser Patienten ist deshalb gut durchblutet, was sich in einem rosigen Aussehen und in einer warmen und trockenen Haut dokumentiert. Da nun die Hauttemperatur ein direkter Maßstab für die Hautdurchblutung ist, haben wir die periphere Gefäßdilatation nach Verabreichung eines Ganglienblockers durch Hauttemperaturmessungen geprüft.

In allen Fällen konnten wir beobachten, daß es nach einer gewissen Zeit des Blutdruckabfalles zu einem Anstieg der Hauttemperatur in den peripheren Körperabschnitten kommt.

Eine weitere Komponente, mit der wir die kontrollierte Hypotension erreichen, ist die Lagerung des Patienten. Ich werde darauf später noch ausführlicher zu sprechen kommen. Man kann sich gut vorstellen, daß infolge der Schwerkraft in die tiefer gelegenen Körperpartien bei maximaler peripherer Gefäßerweiterung ein Teil des Blutes „versackt" bzw. dort nur ganz träge strömt. Exakt beweisen konnten wir diese Behauptung durch intravenöse Verabreichung von *Evans blue*. Das Blut in den abgekippten Beinen zeigte erst nach 6 Minuten die gleiche Farbstoffkonzentration wie die horizontal gelagerten Körperabschnitte. Es liegt nun der Schluß nahe, daß es bei der kontrollierten Hypotension zur Verminderung der aktiven Blutmenge kommt mit wesentlicher Herabsetzung des Schlag- und Minutenvolumens. Die von uns in zahlreichen Fällen durchgeführten Kreislaufanalysen nach WETZLER und BÖGER haben aber in Übereinstimmung mit den Untersuchungen von SARRE an Nichtnarkotisierten folgende interessante Ergebnisse gezeigt:

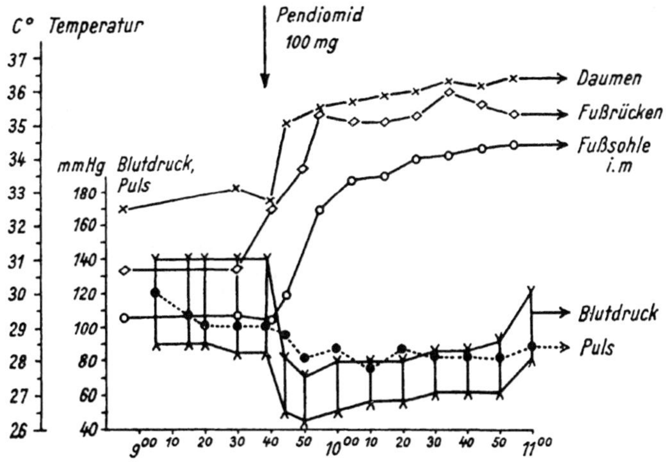


Abb. 1. Nach einer gewissen Zeit des Blutdruckabfalles kommt es zu einem Temperaturanstieg in den peripheren Körperabschnitten.

1. Das Schlagvolumen nimmt entsprechend der Pulsverlangsamung zu und damit bleibt das Minutenvolumen konstant.
2. Der elastische und periphere Widerstand ist dabei immer stark herabgesetzt.

Wir können heute wohl, vor allem nach den eingehenden Untersuchungen von SCHNEIDER, behaupten, daß bei der kontrollierten Hypotension bei einem Mitteldruck von 50 mm Quecksilber eine ausreichende Durchblutung der Organe stattfindet und dadurch eine genügende Sauerstoffversorgung gewährleistet ist, zumal wir durch Blutgasanalysen uns überzeugen konnten, daß bei entsprechendem Sauerstoffangebot immer eine maximale Arterialisierung stattfindet.

*Und nun zur Technik:*

Die zu erzielende Blutdrucksenkung soll nach meiner Erfahrung einen systolischen Druck zwischen 50 und 80 mm Quecksilber erreichen. Wenn von anderer Seite Blutdruckabfälle bis zu diesen Werten als nicht tief genug bezeichnet werden, so kann ich in Übereinstimmung mit anderen Autoren, wie z. B. KERN und FREY, diese Meinung nicht teilen. Meine Erfahrungen stützen sich dabei bis jetzt auf 150 Fälle aus fast allen Gebieten der operativen Medizin. Als Medikament wurde fast ausschließlich Pendiomid, ein ganglienblockierendes Mittel der CIBA-AG., verwandt.

Zur Einleitung und Durchführung der Narkose, die ebenfalls nur nach ausreichender Prämedikation vorgenommen wird, eignen sich am besten Barbiturate und Lachgas. Cyclopropan ist ungeeignet, da seine Anwendung einen leichten Blutdruckanstieg zur Folge hat. Die dauernde Freihaltung der Atemwege muß unbedingt gewährleistet sein, deshalb empfiehlt sich die Intubation, die ohne Bedenken in Curare bzw. Succinyl-Verbindungen durchgeführt werden kann. Befindet sich der Patient in der ersten Stufe des Toleranzstadiums, so wird die Lagerung vorgenommen. Sie ist abhängig von der Region, in welcher der chirurgische Eingriff durchgeführt wird. Wir nehmen starke Schräglage mit zusätzlicher Abkippung der Beine für Hirn- und Schädeloperationen, gleichmäßige 20—30gradige Fußwärtsneigung des Tisches für Gesichtsplastik und für Operationen zwischen Hals und Zwerchfell. Bei Eingriffen im Bereich des Abdomens wird der Patient so gelagert, daß das Operationsfeld der höchst gelegene Punkt ist. Operationen an Hüftgelenk und Becken können in der TRENDELENBURG-Position versucht werden, doch ist das Resultat ungewiß, da ja in diesen Fällen die ausgedehnten Speichermöglichkeiten in den unteren Gliedmaßen nicht voll ausgenutzt werden können.

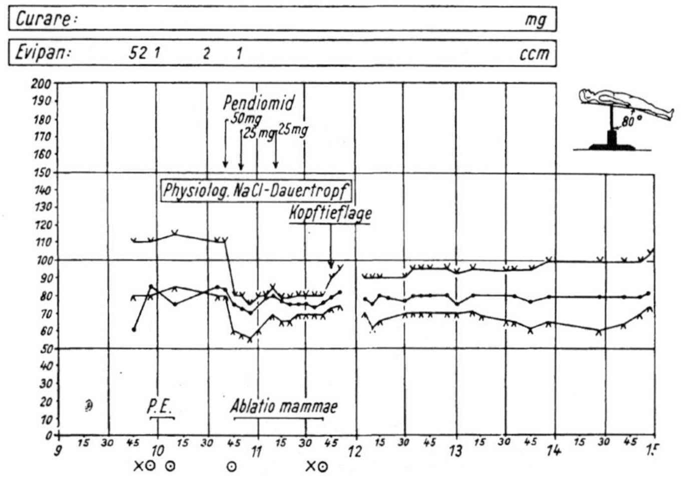


Abb. 2. Narkoseprotokoll einer 57jährigen Patientin. Nach Probeexzision und Schnellschnitt wird in kontrollierter Hypotension die Ablatio mammae vorgenommen. Nach Kopftieflage am Ende der Operation prompter Anstieg des Blutdruckes.

Ist die Lagerung vollzogen, wird in die intravenös liegende Kanüle eine Initialdosis, gewöhnlich 25—50 mg, eines Ganglienblockers gegeben. Nach 2, spätestens 5 Minuten läßt sich der kombinierte Effekt durch Lagerung und Medikament an der Blutdrucksenkung feststellen. Es wird so lange in Abständen von 2 Minuten nachgespritzt, bis der systolische Blutdruck die Höhe von 80—60 mm Quecksilber erreicht. Zusätzlich können noch Veränderungen des Blutdruckes durch Lagewechsel des Patienten erzielt werden, indem die Neigung des Tisches vergrößert bzw. verkleinert wird. Ist der Blutdruck stabilisiert, dann kann die Operation beginnen. Zur Aufrechterhaltung der Narkose werden im allgemeinen geringere Mengen Narkotikum gebraucht. Der Zustand des Patienten muß fast ausschließlich nach der Qualität der Hautzirkulation bewertet werden, da alle anderen Symptome keine genügenden Anhaltspunkte geben:

Der Blutdruck ist künstlich gesenkt, der Puls gewöhnlich schwach tastbar, jedoch regelmäßig, die Atmung durch Curare verringert bzw. gänzlich aufgehoben, die Pupille zeigt immer eine für einen Nichteingeweihten geradezu erschreckende Mydriasis und keine Reaktion bei Lichteinfall. Zur Dosierung wäre noch ganz allgemein zu sagen, daß die Ganglienblocker nicht allzu vorsichtig dosiert werden brauchen, andererseits aber auch nicht Riesenmengen verabreicht werden sollen, wenn der Patient auf das Mittel nicht anspricht. In einem solchen Falle ist die Verabreichung eines zusätzlichen Blockers sehr zu empfehlen und führt fast immer zum Ziel. Mir hat sich für diese Zwecke das Novocainamid ausgezeichnet bewährt.

Die Verringerung der Blutung der Operationswunde ist in den meisten Fällen frappant, allerdings muß der Operateur lernen, in kontrollierter Hypotension zu operieren. Wird ein Gefäß durchtrennt, so erscheint auf der Schnittfläche meist nur ein Tropfen Blut. Im sonst blutleeren Operationsfeld sind diese Tropfen sofort sichtbar und sie müssen den Operateur veranlassen, hier eine Unterbindung vorzunehmen, während ihn doch bei normalem Druck eine solche Blutung kaum interessiert.

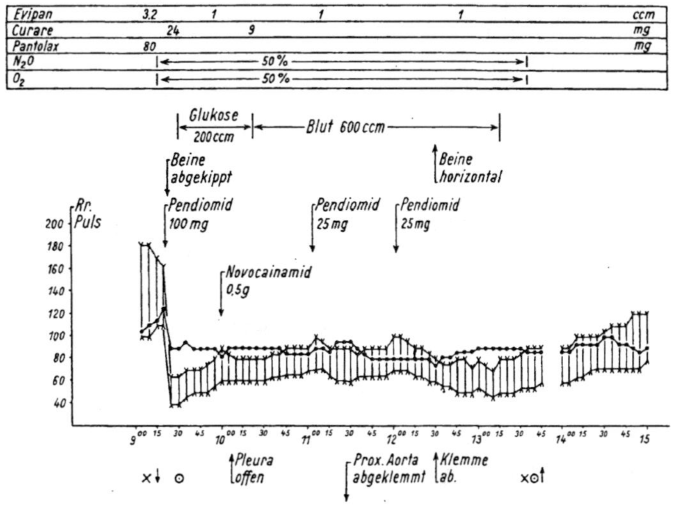


Abb. 3. Aortenisthmusstenose, ♂ 22 Jahre. Trotz Ausbildung ausgedehnter Kollateralverbindungen in der Thoraxwand, also im Operationsgebiet konnte der über 4stündige Eingriff äußerst blutsparend durchgeführt werden. Patient erwachte auf dem Operationstisch.

Nun ein paar Worte zu den Indikationen dieser Methode.

Trotz des großen Vorteils, den ein Operationsgebiet ohne Blutverlust für den Patienten und für den Operateur darstellt, ist die Indikation zur kontrollierten Hypotension in jedem einzelnen Falle streng zu stellen. Nur bei Vorhandensein eines Anästhesisten, der mit allen Wiederbelebungsverfahren völlig vertraut ist, und nur bei der Möglichkeit einer ständigen postoperativen Überwachung sollte diese Methode ausgeführt werden.

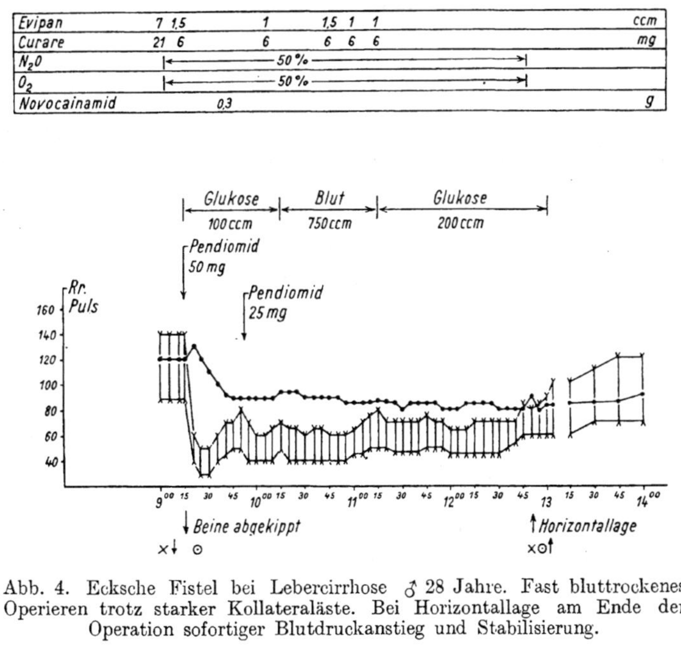


Abb. 4. Ecksche Fistel bei Lebercirrhose ♂ 28 Jahre. Fast bluttrockenes Operieren trotz starker Kollateraläste. Bei Horizontallage am Ende der Operation sofortiger Blutdruckanstieg und Stabilisierung.

Als *Anwendungsgebiete* kommen in Frage:

1. Eingriffe mit großen Wundflächen, wie z. B. bei der Ablatio mammae und großen Bauchnarbenbrüchen.

In die gleiche Kategorie gehören auch Thorakoplastiken und extrapleurale Pneumolysen, bei denen der Engländer Lewis Blutdrucksenkungen mit gutem Erfolg bei 80 Patienten durchführte.

2. Empfiehlt sich die kontrollierte Hypotension bei Operationen, bei denen eine verstärkte Blutung eine Gefahr für den Patienten darstellt, wie es vor allem bei Gefäß-

verschlüssen oder Anomalien mit Ausbildung weitverzweigter Kollateralverbindung vorkommt, wie z. B. Aorten-Isthmusstenose und Leberzirrhose.

3. wenden wir die Methode an zur Erleichterung des chirurgischen Eingriffes einmal bei intrakraniellen Eingriffen, besonders wenn es sich um einen Prozeß mit erhöhtem Hirndruck handelt. Diese Eingriffe wurden bei unserer neuro-chirurgischen Abteilung (Prof. STENDER) vorgenommen, und es war sehr eindrucksvoll, wie jedesmal eine Abnahme des Hirnvolumens mit dadurch bedeutend erleichterter Trepanation zu beobachten war. Der Blutverlust war dabei immer wesentlich reduziert. Manche Eingriffe sind überhaupt erst möglich in dieser Technik. So erinnere ich mich an ein intrakranielles Hämangiom, von dem mir der Operateur anschließend sagte, daß es seit seiner 25jährigen Tätigkeit das erste war, welches er so radikal operieren konnte, und zwar bei einer Blutzufuhr von nur 400 ccm.

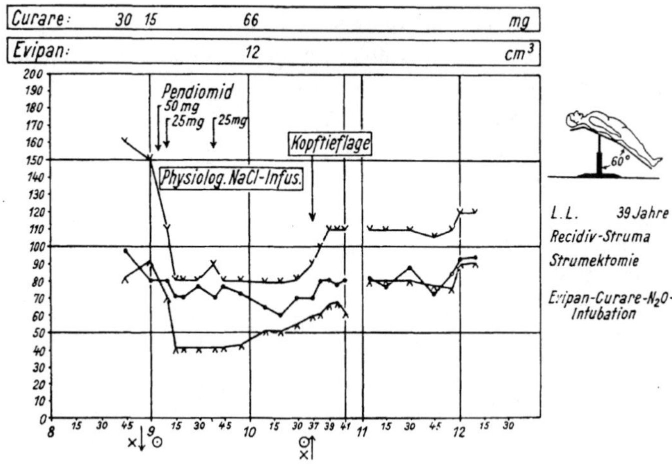


Abb. 5. Rezidiv-Struma bei bestehender Hypertonie. Gutes Ansprechen nach Pendiomidverabreichung, dadurch übersichtliches und erleichtertes Operieren möglich. Blutverlust äußerst gering.

Eine wesentliche Erleichterung für den Operateur kann diese Methode auch bei mittleren und großen Strumen bringen, besonders wenn es sich um Rezidivstrumen handelt.

4. Schließlich ist die Indikation zu dieser Technik gegeben bei Hypertonikern, die sich einem längeren oder größeren Eingriff unterziehen müssen. Als Beispiel dafür zeige ich Ihnen das Narkoseprotokoll einer 71jährigen Patientin.

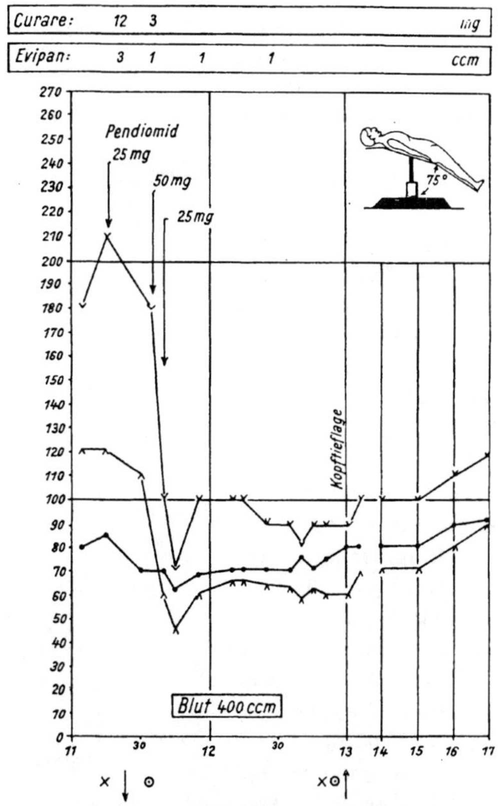


Abb. 6. 71jährige Patientin mit einer Hypertonie um 200 mm Hg mit Transversum-Tumor. Durch Senkung des Blutdruckes auf 90—100 mm Hg übersichtliches und blutsparendes Operieren möglich. Komplikationsloser Heilverlauf.

Sehr vorteilhaft zeigte sich die Methode auch auf dem Gebiete der HNO-Heilkunde bei einem Patienten mit Kieferhöhlen-Carcinom mit einer Hypertonie von 220 mm Hg. Da die Knochengefäße gerade bei Hypertonikern sehr stark, manchmal lebensbedrohlich bluten können, wurde ich vom Operateur, Prof. KINDLER, gebeten, auch bei dieser Operation eine kontrollierte Hypotension durchzuführen. Der Patient sprach ausgezeichnet an, der systolische Blutdruck stellte sich nach 100 mg Pendiomid-Verabreichung auf ein Niveau von 70 mm Hg ein. Es war verblüffend, wie blutsparend und schonend für den Patienten und wie störungsfrei für den Operateur der Eingriff durchgeführt werden konnte.

Welches sind nun, ganz allgemein betrachtet, die *Vorteile* dieser Methode?

Der Hauptvorteil besteht wohl in einer starken Verminderung des operativen Blutverlustes. Weiterhin kann der Eingriff schneller und leichter für den Operateur und im Bedarfsfalle radikaler für den Patienten durchgeführt werden. Manche Eingriffe sind überhaupt durch Anwendung dieser Technik erst möglich geworden. Wider Erwarten kommen postoperative Komplikationen, wie Hämatome oder Wundödeme, seltener zur Ausbildung. Es liegt dies wohl im wesentlichen daran, daß die dilatierten Gefäße bluthaltig sind und unter einem geringen Druck stehen, so daß nach einer Durchschneidung die Bildung eines Thrombus leichter möglich ist. Nach Aufhören der Hypotension schließen sich die Gefäße fest um den Thrombus und schaffen so einen zuverlässigen Verschluß. Vor allem ist zu vermeiden, und ich ließ mich anfänglich bei intrakraniellen Eingriffen vom Operateur auch dazu verleiten, daß intra operationem zur Überprüfung der Blutungstendenz im Operationsgebiet ein vorübergehender Blutdruckanstieg herbeigeführt wird. Dadurch werden nämlich die in Bildung befindlichen Thromben aus dem Gefäßende ausgepreßt. Die einzige Nachblutung in meiner Serie, die eine Wiedereröffnung des Schädels nötig machte, führe ich auf diese Ursache zurück. Wenn der Operateur eine exakte Blutstillung vorgenommen hat, kann getrost das Operationsfeld geschlossen werden.

Nach der Operation hat der Anästhesist dann die Aufgabe, den Blutdruck langsam im Verlauf von mehreren Stunden wieder ansteigen zu lassen. Gelingt ein Blutdruckanstieg am Operationsende durch Horizontallage nicht, so ist der Frischoperierte in TRENDELENBURGsche Lage zu bringen. Dadurch wird fast immer ein systolischer Blutdruckanstieg auf 90 bis 100 mm Hg erreicht. Kein Patient sollte den Operationssaal mit einem Blutdruck von unter 90 mm Hg verlassen. Die Lagerung im Bett richtet sich nach dem weiteren Verhalten des Blutdruckes. Steigt er zu rasch an, so ist der Patient in sitzende Stellung, soll der Druck das Niveau beibehalten, in Horizontallage, und ist der Druck zu niedrig, in TRENDELENBURGsche Lage zu bringen. Dies setzt natürlich eine exakte Überwachung von Puls und Blutdruck voraus. Freie Atemwege und evtl. Sauerstoffverabreichung sind nach der Operation sehr wesentlich. Ist ein Blutdruckanstieg durch entsprechende Lagerung nicht zu erzielen, so wird die Anwendung von peripher angreifenden Kreislaufmitteln nötig, doch müssen diese Pharmaka sehr vorsichtig dosiert werden, da sie unter dem Einfluß der Ganglienblocker schon bei normaler Dosierung zu sehr starken Blutdrucksteigerungen führen können. Ich selbst war bis jetzt erst ein einziges Mal gezwungen, zu solch einem Mittel zu greifen.

Welche *Gefahren* und *Kontraindikationen* hat die Methode?

Die starke Senkung des Blutdruckes unter zusätzlicher Abkippung der Beine bringt es mit sich, daß die Blutzirkulation in der Peripherie wesentlich herabgesetzt ist. Dies kann bei schlechter Arterialisierung des Blutes zu Sauerstoffmangelschäden am Gehirn, am Herzen und an anderen Organen führen. Gelingt nach Pendiomid-Verabreichung die Senkung des Blutdruckes nicht oder nur mäßig, so kann eine verstärkte Blutung eintreten, da die Gefäße im Operationsgebiet weit sind. *Gegenindikationen* sehe ich für diese Methode bei kachektischen Kranken mit vermindertem Blutvolumen, bei Patienten im hämorrhagischen Schockzustand, bei renaler Insuffizienz und bei gestörter Coronardurchblutung.

Meine Damen und Herren, ich betrachte die gesteuerte Blutdrucksenkung als einen bedeutenden Fortschritt. In vielen Fällen kann diese neue Technik außerordentlich große

Dienste leisten. Ich muß aber betonen, daß die erfolgreiche Anwendung dieser Methode, welche die Physiologie des Patienten grundlegend verändert, große Vorsicht, weitgehende klinische Erfahrung und kritische Beurteilung jedes Einzelfalles voraussetzt.

## Diskussionen

Dr. H. Ruppert
Universitäts-Frauenklinik, Berlin

Anfrage, ob Einzelheiten über die Wirkung der Ganglioplegika auf den Zuckerstoffwechsel in der Leber bekannt sind. Diese Frage interessiert im Hinblick auf die Narkose bei eklamptischen Frauen aus mehreren Gründen. Wir wissen, daß die Allgemeinnarkose im Blut Veränderungen hervorruft, die denen bei Eklampsie parallel laufen, so daß also narkotisierte Eklamptische (und Präeklamptische) doppelt gefährdet sind. Eine dieser Veränderungen ist die Erhöhung des Blutzuckers. Nun ist auf der anderen Seite bekannt, daß bei diesen Frauen ein erheblicher Zuckerbedarf für die erhöhten Oxydationsforderungen besteht; man hat wiederholt die Leber und auch die Muskulatur völlig glykogenfrei gefunden. Wenn nun unter der Narkose der Blutzucker ansteigt, dann manifestiert sich darin eine weitere Verschlechterung der Oxydationsleistungen. Demgegenüber begünstigen Sympathikusblockaden, sei es pharmakologisch (hydrierte Mutterkornalkaloide) oder lokal (Paravertebralanästhesie), die Glykogenspeicherungen der Leber und hemmen die Glykolyse. Es wäre für die Schmerzausschaltung bei der operativen Entbindung toxischer Schwangerer und darüber hinaus auch für die Therapie dieser Zustände sehr wertvoll zu wissen, ob wir diese günstigen Veränderungen im Zuckerstoffwechsel und besonders in der für die Entgiftung so wichtigen Leber auch durch Ganglioplegika erzielen können.

Eine weitere Frage: Wie kommt es, daß Pendiomid seine optimale hypotensive Wirkung nur dann entfaltet, wenn der Patient in der ersten Stufe des Toleranzstadiums ist? Weniger tief narkotisierte Patienten sprechen auf Pendiomid schlecht an. Setzt das erwachende Bewußtsein adrenergische Mechanismen in Gang?

Der Gynäkologe operiert oft in blutreichem, stark vaskularisiertem Gebiet und der Erfolg mancher, insbesondere plastischer Operationen, hängt nicht zuletzt davon ab, daß die Wundflächen trocken vereinigt werden. Es ist daher die Frage berechtigt, ob auch in unserem Fach durch künstliche, gesteuerte Blutdrucksenkung eine Blutleere im Operationsgebiet mit allen, von Herrn Just geschilderten Vorteilen zu erzielen ist. Es kam uns bei der Überprüfung der Methode sehr zustatten, daß wir seit Jahren Anhänger der „hypotensiven Anästhesie" im Sinne von Griffiths und Gillies sind, d. h. die Blutdrucksenkungen bei unseren Operationen in Periduralanästhesie grundsätzlich nicht medikamentös angehen, sondern nur Sauerstoff geben und nur im Falle weiteren Blutverlustes o. ä. für Plasmasubstition sorgen.

Was nun die Brauchbarkeit der gesteuerten Blutdrucksenkung mit Pendiomid betrifft, so wird das Erzielen eines optimalen hypotensiven Effektes durch zwei Faktoren stark behindert, zum Teil auch unmöglich gemacht. Der erste ist der Reichtum an venösem Plexus im Bereich des inneren und äußeren Genitale, deren Blutungsneigung durch die Hypotension nicht vermindert wird. Der zweite Faktor ist in der Schwierigkeit zu sehen, bei allen gynäkologischen Operationen das Operationsgebiet zum höchsten Punkt des Körpers zu machen. Bei Mamma-Operation, Bauchdeckenplastiken und z. B. der inguinalen Leistendrüsenausräumung läßt sich dies bewerkstelligen; die gewünschte Hypotension ist hier nach unseren Erfahrungen fast stets zu erzielen. Bei Laparotomien gelingt es trotz entsprechender Lagerung nicht immer, und bei den vaginalen Operationen vereiteln die rechtwinkelig nach oben abgebeugten unteren Extremitäten das Zustandekommen eines vollen Pendiomideffektes. Dementsprechend machen die Versager hier zwei Drittel bis drei Viertel aus. In den Fällen, wo die Blutdruckhöhe eine entsprechende Blutleere ermöglicht, hat sich die künstliche Blutdrucksenkung auch bei uns als bemerkenswerter Fortschritt erwiesen, der selbstverständlich an eine strikte Indikationsstellung gebunden ist.

Dr. H.-J. Brandt
Oberarzt im Städtischen Tbc-Krankenhaus Heckeshorn, Berlin-Wannsee

Auch uns hat sich Novocamid in den Fällen bewährt, in denen Pendiomid versagte. Wenn der Blutdruck über 80 mm Hg steigt, ist die Blutungsneigung größer.

Es hat sich uns die Kombination von Megaphen und Atosyl auch bei kleinen Eingriffen, wie Bronchoskopien und Bronchographien (in Narkose), bestens bewährt. Besonders werden Hilusreflexe nicht beobachtet.

Das Erwachen aus der künstlichen Hypothermie ist der schwierigste Akt. Es sollte die Blockade weiterlaufen und eine langsame Erwärmung durch Zudecken erfolgen. Bei hypothermischer Reaktion kommt anscheinend die Funktion der Drüsen mit innerer Sekretion nicht mit. Es kommt dann nicht zum Stoffansatz, sondern zu einem „Strohfeuer". Wir beobachteten einen Fall, bei dem Thyroxin dann zur Normalisierung der Temperatur führte.

Dogliotti empfiehlt im Zuge der Wiedererwärmung ACTH und Cortison.

Dr. D. Schmalz
Städtische Krankenanstalten, Erfurt

An der Erfurter Chirurgischen Klinik wurden seit Juni 1953 25 potenzierte Narkosen durchgeführt. Die Anzahl der Winterschläfe ist noch zu gering, um über sie berichten zu können.

Als Prämedikation gaben wir am Abend vor der Operation gewöhnlich 0,2—0,3 Luminal und 50 mg Atosil peroral oder intramuskulär. Opiate wurden in der Vorbereitung nie gegeben. Am Operationstag erhielt der Patient eine Mischspritze von 50 mg Megaphen und 50 mg Atosil in 2 Dosen 90 und 75 Minuten vor der Operation. Eine Stunde vor der Operation erhielt der Patient 100 mg Dolantin und 0,5 mg Atropin. Meist war dann schon der Zeitpunkt erreicht, der den Patienten somnolent, desinteressiert, auf Anruf jedoch noch reagierend erscheinen ließ. War dieser Zustand noch nicht erreicht, erhielt er weitere Blocker — ebenfalls Megaphen, Atosil oder Latibon — aus einer Mischspritze, die oberhalb der Martinschen Kugel in den intravenösen Dauertropf gespritzt wurden. Schon zu diesem Zeitpunkt bestand eine deutliche Analgesie. Die Atmung war ruhig. Wir beobachteten, daß die Bronchialsekretion zu dieser Zeit weitgehend herabgesetzt war. Die Herzaktion war regelmäßig, gegenüber dem Ausgang kaum verändert. Der Blutdruck war nur wenig herabgesetzt. Operierten wir in Intubationsnarkose, was bei unseren potenzierten Narkosen meist der Fall war, gaben wir ein Barbiturat, meist Eunarkon, oder die Präparate Inactin oder Trapanal in einer Dosierung, die etwa dem halben Wert gegenüber der normalen Intubation entspricht. Aber auch in Richtung auf die Narkosetiefe und Wirkungsdauer ist eine Potenzierung zu beobachten. Die Intubation selbst nahmen wir nie, wie verschiedentlich angegeben, ohne Relaxans vor, halten sie jedoch auch ohne Schwierigkeiten für möglich. Unsere Patienten erhielten ein Succinyl-Cholin-Chlorid oder -Jodid, das auch in weit geringerer Dosierung, als sonst gewöhnt, eine völlige Erschlaffung bewirkt, so daß wir stets ohne Schwierigkeiten intubieren konnten. In unseren Fällen erhielten die Patienten 30—80 mg Myorelaxin oder Celocurin.

Wir setzen die Narkose mit Curare, Lachgas, zum Teil auch mit Äther fort. In unseren angegebenen Fällen wurde meist eine Ausschaltung der spontanen Atmung erstrebt und erreicht. Bei Eingriffen von 40—165 Min. Dauer genügten Curaremengen von 12—36 mg, im Durchschnitt waren es 22 mg. Vor Operationsende erhielten die Patienten stets Prostigmin, dessen Wirkung durch die Potenzierung nicht beeinträchtigt erschien. Immer konnte in unseren Fällen kurz nach dem Operationsende bei verlangsamter, doch ausreichender Spontanatmung ohne Nachteile extubiert werden. Je nach Anforderung wurde die Blockierung dann noch beibehalten, der präoperative Zustand wurde wieder erreicht.

Nachteile wurden nicht beobachtet. Nicht unerwähnt soll bleiben, daß in einigen Fällen eine gewisse Euphorie ohne Enthemmung beobachtet wurde. In 4 Fällen konnte der Patient nicht spontan urinieren, so daß die Patienten, die wieder voll ansprechbar und nicht somnolent waren, 3 Tage nach der Operation katheterisiert werden mußten. Es bleibt dahingestellt, ob dieser Zustand eine Folge der Potenzierung ist. In 3 Fällen beobachteten wir eine Thrombophlebitis des Unterschenkels im Verlauf der Vene, die wir zur Infusion und Verabreichung der i. v.-Medikamente am inneren Knöchel freilegten.

Über die Eingriffe, die wir mit potenzierter Narkose durchführten, berichtet folgende Tabelle:

| Anzahl | Operation | Alter Jahren | Operations-zeit in Min. | Curaremenge in mg | Todesfälle |
|---|---|---|---|---|---|
| 12 | Pneumon- und Lobektomien | 45—65 | 130—165 | 15—33 | 4 |
| 1 | Subtotale Magenresektion | 67 | 85 | 80 Retensin | — |
| 1 | Dünndarmfistel bei Peritonitis | 36 | 25 | 40 Retensin | 1 |
| 2 | Hirntumoren | 34—40 | 160 | Lokal-anästhesie | 2 |
| 2 | Probethorakotomie | 56—58 | 40—60 | 15—18 | 1 |
| 3 | Mediastinaltumoren | 44—62 | 50—120 | 12—24 | — |
| 3 | Lobektomien bei Tuberkulose | 23—33 | 130—225 | 30—48 | — |
| 1 | Thorakoplastik bei Emphysem-resthöhle | 64 | 90 | 15 | — |

Zusammenfassend kann gesagt werden, daß uns die Erfahrungen, die wir bei einer geringen Zahl potenzierter Narkosen gesammelt haben, ermutigen, die Operationsindikation weiter zu stellen und auch Risikooperationen durchzuführen. Unsere Hoffnung ist vor allem die, daß uns Blocker in genügender Zahl zur Verfügung stehen, um unseren Patienten alle Vorteile einer noch schonenderen Narkose uneingeschränkt zuteil werden lassen zu können.

Dr. O. Jüngling
Anästhesist, Krankenhaus am Friedrichshain Berlin,

Am Krankenhaus Friedrichshain verwendeten wir Thiantan für sich allein als Prämedikation, ohne jedoch einen deutlichen Effekt gesehen zu haben.

Zur Durchführung der „Potenzierten Narkose" ist es jedoch — als Bestandteil des „Coctail lytique" — ein wertvolles Medikament. Wir verwenden es bei diesen Fällen wie folgt:

| | |
|---|---|
| 2 Stunden ante op. | 100 mg Thiantan und 0.22 Kalypnon-Natrium i. m. |
| 1 Stunde ante op. | 0.05 Megaphen plus 0.1 Thiantan plus 0.1 Dolantin i. m. („Coctail lytique") |
| zur Narkoseeinleitung etwa | 0.3—0.5 Evipan-Na. plus 0.03 Myo-Relaxin plus 0.03 Tricuran i. v., |

darauf Intubation ohne Schwierigkeit und nun 0.03 Tricuran oder 0.01 d-Tubocurin i. m.

Als Narkotikum wird weiter Äther-Sauerstoff oder Lachgas-Sauerstoff verwendet, wobei im letzteren Falle oft schon eine Konzentration von 30% Lachgas genügt.

Fallweise werden während und auch nach beendeter Operation jeweils 1—2 ccm des „Coctail lytique" i. v. oder i. m. injiziert.

Am Krankenhaus Quedlinburg verwendeten wir mangels eines anderen Ganglienblockers TEAB (Philopharm VEB, Quedlinburg) bei allen Prostatektomien zur kontrollierten Blutdrucksenkung. Obwohl TEAB den anderen Ganglienblockern, wie Pendiomid, C 6 und C 5 pharmakologisch unterlegen ist, hat es sich uns sehr gut bewährt und wir hatten unter 25 Fällen keinen Versager und keine Komplikation. Voraussetzung scheint hohes Alter sowie Vorhandensein einer Hypertonie zu sein. Bei jüngeren Menschen (Oberbauchoperationen und Strumektomien) hat sich TEAB nicht bewährt.

Die Prostatiker wurden in horizontaler Lage mit rechtwinkelig abgebogenen Knien auf dem Operationstisch gelagert, wie üblich unter Evipan-Myo-Relaxin intubiert und erhielten dann als Anfangsdosis 200 mg TEAB i. v. Sobald der Blutdruck abzusinken begann, wurde der Tisch in Kopftieflage gekippt, so daß Oberkörper einerseits und Unterschenkel andererseits als Blutspeicher dienten. Durch fallweises Nachspritzen von 100—250 mg TEAB pro Dosis in Abständen von 5—12 Minuten wurde der Blutdruck auf der konstanten Höhe von etwa 50—80 mm Hg systolisch gehalten. Dabei soll der Blutdruck eher durch Veränderung der Schrägstellung des Operationstisches als durch Nachinjektionen reguliert werden. Eine Dosis von 1500 mg TEAB wurde nie überschritten.

Als Narkotikum diente ein Äther-Sauerstoffgemisch, als Relaxans Myo-Relaxin im Dauertropf. Bei Verwendung von längerwirkenden Relaxantien ist unserer Erfahrung nach mit einer oft sehr verzögerten Wiederkehr des Bewußtseins sowie normaler Blutdruckverhältnisse zu rechnen.

Die Patienten waren im allgemeinen 30 Minuten nach Operationsende wach und der Blutdruck hatte nach längstens 5 Stunden seine normalen, präoperativen Werte erreicht.

Dr. H. WENDT
Oberarzt der Chirurgischen Klinik des städtischen Krankenhauses Altstadt, Magdeburg

Pendiomid stand uns in der Altstadtklinik in Magdeburg nicht zur Verfügung. Wir versuchten deshalb, uns die Gedankengänge der kontrollierten Blutdrucksenkung wenigstens durch entsprechende Lagerungsmaßnahmen nutzbar zu machen. Dabei begegnete uns folgende Beobachtung:

Einen etwa 64jährigen Patienten, bei dem wegen Magen-Ca. eine Gastrektomie ausgeführt wurde, lagerten wir in Rückenlage. Unter die Lendengegend wurde ein dickes Kissen geschoben. Die Beine hingen in einem Winkel von 30 Grad schräg abwärts. Der Kopf wurde ebenfalls tief gelagert. Schon am Abend der Operation fiel auf, daß das linke Bein sich kalt anfühlte und blaß-bläulich verfärbt war. Wir dachten an eine Embolie. Mit Eintritt dieser Veränderungen am linken Bein fiel auch der Kreislauf sehr rasch ab. Allmählich traten dann auch am rechten Bein die gleichen Erscheinungen wenigstens im Beginn hervor. Etwa 24 Stunden nach der Operation kam der Patient zum Exitus. Bei der Sektion fand sich eine ganz massive schwere Verkalkung der Bauchaorta und der beiden Iliacalarterien. In der linken Iliaca hatte sich ein Thrombus ausgebildet, der sich rückläufig bis in die untere Bauchaorta fortsetzte und dann auch die rechte Iliaca in Mitleidenschaft zog. Wir konnten uns dem Eindruck nicht entziehen, daß die forcierte Tieflagerung der Beine mit Abknickung in den Hüftgelenken nach hinten in ursächlichem Zusammenhang mit der ungewöhnlichen postoperativen Thrombosierung der Iliacalarterien stand. Der Patient war zwar wegen seiner schweren Arteriosklerose zu solch einem Ereignis prädisponiert, ausgelöst wurde es aber offenbar erst durch die lagerungsbedingte Verminderung des Blutumlaufes in den unteren Extremitäten und die Kompression, welche die Iliakalgefäße vermutlich durch die Reklination der Beine erfahren haben.

Ich möchte die Frage stellen, ob auch von anderer Seite ähnliche Beobachtungen gemacht worden sind.

Dr. W. Rohde
Leiter der Forschungsstelle für neurotrope Viruskrankheiten der Friedrich-Schiller-Universität, Jena

Die Anwendung der potenzierten Narkose und besonders des künstlichen Winterschlafes beim Menschen erscheint nach den bisherigen Erfahrungen noch zu gefährlich. Es müßte versucht werden, durch *psychische* Beeinflussung der Patienten vor und während der Narkose eine *Einsparung* von Medikamenten und damit eine gefahrlosere Narkose zu erzielen. Bei Anwendung der modernen Apparatenarkose besteht ohnehin die Gefahr, daß die Psyche des Patienten vernachlässigt wird. Es ist schon lange erwiesen, daß man bei entsprechender seelischer Beeinflussung der Patienten beträchtliche Narkosemittel einsparen kann.

Die Tatsache, daß ein Patient während des künstlichen Winterschlafes in gewisser Weise ansprechbar ist, erscheint mir günstig für die Anwendung einer unterstützenden Suggestionsbehandlung während der Narkose. Ich verweise auf die Versuche mit „Ablationshypnose", welche von Kleinsorge und Klumbis in Jena durchgeführt worden sind. Hiernach läßt sich eine psychische Beeinflussung nach Einleitung durch den Hypnotiseur mittels Tonband fortsetzen. Vielleicht gelingt es, durch ein ähnliches Verfahren den künstlichen Winterschlaf in mehr physiologische Bahnen zu lenken, ihn selbst während der Operation zu lenken, und vor allen Dingen das Aufwachen aus diesem Zustand zu beeinflussen. Herr Frey wird gebeten, hierzu Stellung zu nehmen.

Prof. Dr. W. Felix
Direktor der Chirurgischen Universitätsklinik der Charité, Berlin

Eine Bemerkung aus Ihren Ausführungen hat mich besonders interessiert. Sie besprachen auf Grund eigener Erfahrungen die günstige Beeinflussung von Hyperthermiezuständen durch den künstlichen Winterschlaf. Es handelt sich um Hyperthermiezustände, wie sie als zentrale Reaktion bei pathologischen Zuständen des Gehirns bekannt sind. In der Literatur sind einzelne Angaben darüber in ähnlichem Sinne, wie Sie sie vorgetragen haben, bekanntgeworden. Es würde mich nun ganz besonders interessieren, ob man mit diesem künstlichen Winterschlaf therapeutisch auch den Tetanus wirksam behandeln kann.

## Schlußwort

von Doz. Dr. R. Frey
Leiter der Anästhesieabteilung der Chirurgischen Universitätsklinik, Heidelberg

Die Methoden der potenzierten Narkose „und der künstlichen Hypothermie" wurden mit unendlicher Mühe erarbeitet in der Hoffnung und Absicht, hierdurch das Operationsrisiko zu verringern und die Operationsmöglichkeiten zu erweitern. Selbstverständlich dürfen sie nicht angewendet werden, wenn hierdurch eine zusätzliche Gefährdung des Patienten bewirkt wird. Sie gehören also nur in die Hand des Anästhesisten.

Wenn aber, wie bei der von mir beschriebenen Basedowpsychose, die Patientin schreiend und tobend sich zu Tode rast, und alle bisherigen Behandlungsverfahren versagt haben, besteht leider keine andere Möglichkeit mehr, als sie mit den neuen zentral-dämpfenden Antihistaminkörpern in einen Dämmerzustand zu versetzen, in dem sie erst transportierbar, narkotisierbar und operabel wird. Dieses Vorgehen gewinnt damit lebensrettende Bedeutung, und kein Arzt wird zögern, diese Methode auch bei seinen eigenen Angehörigen anzuwenden, wenn jedes andere Mittel versagt. Schon heute sind wir sicher, daß durch die modernen Anästhesieverfahren in geübten Händen zahlreiche Menschenleben gerettet werden können, die bisher unwiederbringlich verloren waren und als „infauste Fälle" abgetan wurden.

## Schlußwort

von Dr. O. Just
Anästhesist, Chirurgische Klinik der freien Universität, Berlin

Vom streng wissenschaftlichen Standpunkt aus kann man die kontrollierte Hypotension als einen orthostatischen Kollaps auffassen; denn die peripheren Gefäßabschnitte sind erweitert und in den abhängigen Körperpartien strömt die zirkulierende Flüssigkeitsmenge nur ganz träge. Diese Tatsache veranlaßte uns deswegen sofort die einzelnen Kreislaufgrößen genauer zu bestimmen. Es konnten aber die sonstigen Veränderungen des Kreislaufs durch den Schock nicht gefunden werden.

Zur Frage der Thrombosegefahr läßt sich sagen, daß es natürlich nahe liegt, daß eine Thromboseneigung durch diese Methode noch verstärkt wird. In der Literatur ist bis jetzt aber keine Thrombosehäufung beschrieben. Ich selbst habe in meiner Serie von 150 Fällen eine tödliche Lungenembolie am 16. postoperativen Tage, bei einer Patientin, die ab 4. Tage aufgestanden war. Ich wage diesen Fall nicht der Methode zur Last zu legen.

Daß bei gynäkologischen vaginalen Eingriffen bei Hochlagerung der Beine die kontrollierte Hypotension nicht immer gelingt, glaube ich gern, da die ausgedehnten Speichermöglichkeiten nicht zur Verfügung stehen.

# Praxis und Technik der Apparatnarkose

von Dr. K. Hutschenreuter
Anästhesist, Chirurgische Universitätsklinik, Jena

Im folgenden darf ich den Versuch wagen, eine Darstellung des Standes der Technik und Praxis der modernen Allgemeinbetäubungsverfahren zu geben. Dieses Thema ist so außerordentlich umfangreich geworden, daß eine ausführliche Behandlung die zur Verfügung stehende Zeit weit überschreiten würde. Ich darf mir deshalb erlauben, aus der Vielfalt der Methoden diejenigen herauszugreifen, die in den letzten Jahren des Aufschwunges der Anästhesie die allgemeine und sichere Grundlage bildeten, auf der die einzelnen Narkotiseure aufbauten und mit der auch wir unsere Erfahrungen sammeln konnten.

Die Problemstellungen bei Narkosen in der Neuro-, Gesichts- und Kiefer-, Thorax-, Abdominal-, Extremitäten- und Unfallchirurgie werden jeweils andere sein und ein gründliches Fachwissen des Narkotiseurs erfordern. Dem Anästhesisten obliegt außerdem die Voruntersuchung sowie Vorbereitung und Nachbehandlung der in Frage kommenden Patienten.

Umfassende Kenntnisse der normalen und pathologischen Physiologie und der Pharmakologie unter besonderer Berücksichtigung des Narkosegeschehens sind deshalb neben guter interner und chirurgischer Vorbildung als Grundbedingungen für erfolgreiches Arbeiten auf dem Gebiete der Anästhesie anzusehen. Nach Tagen oder Wochen bemessene Kurzausbildungen können lediglich einen beschränkten Einblick bieten, sind aber nicht geeignet, ausreichendes Wissen und genügende Fertigkeit zu vermitteln. Der Anästhesist soll, worauf besonders Hügin mit Nachdruck mehrfach hingewiesen hat, nur die Verfahren zur Anwendung bringen, die er wirklich beherrscht. Seine Grundeinstellung soll konservativ und kritisch sein.

Die Entwicklung des Narkoseinstrumentariums und der Narkoseapparate wurde von den chemischen und physikalischen Eigenschaften der Narkotika, von dem Ziel der gleichzeitigen Zuführung von Sauerstoff, von der Forderung nach größtmöglicher Sicherheit und von speziellen technisch-physikalischen Grundvoraussetzungen der operativen Chirurgie bestimmt.

Der Weg bis zu den heute gebräuchlichen Narkosesystemen ist, von den einfachen Hilfsmitteln abgesehen, vor allem gekennzeichnet durch das von Sauerbruch inaugurierte Druckdifferenzverfahren, die Überdrucknarkose nach Sauerbruch-Brauer, die endotracheale Narkose nach Trendelenburg und Kuhn und die Insufflationsnarkose, die besonders mit den Namen Meltzer, Auer und Elsberg verknüpft ist.

Zu den jetzt üblichen Narkosegeräten gehört das von D. E. Jackson und R. M. Waters entwickelte Pendelsystem und das von B. Sword gebrachte Kreislaufgerät. Beide Systeme können in geschlossener wie auch halbgeschlossener Form zur Anwendung kommen. Sie werden allen anästhetischen und operativen Forderungen gerecht.

Als Grundbedingungen einer sicheren und für den Patienten ungefährlichen Durchführung der Narkose mit diesen Geräten sind exakt anzeigende Durchflußmesser für Narkosegas und Sauerstoff, eine Ätherdosierungsvorrichtung und ein geeigneter, die Elimination der Kohlensäure aus dem Atemgemisch bewirkender Absorber anzusehen.

Von den Durchflußmessern sind das Rotameter und das Heidbrinkmanometer die gebräuchlichsten Formen. Das Rotameter zeigt bei einwandfrei senkrechter Lage die genauesten Werte an. Eine Spule, deren Kopf besonders geformte Kanäle trägt, rotiert in einem vertikal gestellten Glasrohr, das vom Gasstrom passiert werden muß. Dieser Vorgang erfolgt ohne Reibung. Sowohl bei dem Gerät LN 413 der Medi-Werke als auch bei den Kreislaufgeräten der Roth-Dräger-Werke ist dieses Prinzip zur Anwendung gekommen.

Weniger genau, aber für Narkosezwecke völlig ausreichend, erfolgt die Angabe der ins System einfließenden Gasmenge beim Heidbrink-Manometer. Hier reitet ein Kolben in einer besonders konstruierten Kammer auf dem Gasstrom. Mit diesem Flowmeter sind die Heidbrink-Geräte ausgestattet.

Beide Durchflußmesser erfordern eine schonende Behandlung und sorgfältige Beobachtung, besonders wenn zur Narkose Stickoxydul oder Cyclopropan verwandt werden, die bekanntlich verdrängend in ein prozentuales Verhältnis zum Sauerstoff treten. Das Sauerstoff-Narkosegas-Gemisch soll nicht mehr als 50—80 Vol.-% Stickoxydul bzw. 5—30 Vol.-% Cyclopropan enthalten, damit keine Hypoxämie bzw. keine Narkotikum-Überdosierung eintritt.

Ungenauigkeiten in der Anzeige der Durchflußmengen, zu leichte Verstellbarkeit der Reglerschrauben und unzureichende Beobachtung können besonders in kritischen Situationen, in denen der Narkotiseur z. B. infolge Personalmangels mit Injektionen oder Infusionen beschäftigt ist, zu folgenschweren Störungen führen.

Die Zufuhr des Äthers zum System geschieht im allgemeinen mittels eines Tropfers oder Verdampfers. Der einzelne Anästhesist wird entsprechend seiner Erfahrung das eine oder andere bevorzugen. Wir haben beide Systeme im Gebrauch. Unserer Erfahrung nach bewirkt der Verdampfer auch bei ausnahmsweise hoher Ätherdosierung eine gleichmäßigere Mitnahme des Narkotikums. Eine versehentliche Verschiebung des Einstellhebels ist durch das jeweilige Einrasten verhindert. Durch eine Graduierung am Behälter sind auch kleine Verbrauchsmengen ablesbar. Tropfer haben dagegen immer Unregelmäßigkeiten in der Tropfenfolge, und die leicht gehende Stellschraube kann eventuell unbemerkt verstellt werden, so daß möglicherweise rasch eine unbeabsichtigt große Äthermenge in das Atemsystem gelangt.

Voraussetzung für die geschlossene oder halbgeschlossene Apparatnarkose ist schließlich der von Waters eingeführte Absorber. Dieser Kanister wird mit Natronkalk beschickt, der staubfrei, von ausreichender Härte, von einer Korngröße zwischen 4 und 8 mm und einer Absorptionsfähigkeit von 25% Gewichtszunahme beim Verbrauch sein soll. Inhalierter Natronkalkstaub führt zu Verätzungen der Schleimhäute, zu kleine Granula erhöhen den Atemwiderstand, zu große erweitern den toten Raum und unzureichende Absorptionskraft führt rasch zur Hyperkapnie und Azidose, die wir neben der schleichenden Hypoxie am meisten fürchten. Einwandfreier Natronkalk ist in gleicher Weise wie einwandfreies Narkosegas eine conditio sine qua non der modernen Apparatnarkose.

Die neuzeitlichen Narkosegeräte selbst sind entweder nach dem Pendel- oder Kreislaufprinzip gebaut. Im *Pendelgerät* geht die Atemluft bei Ein- und Ausatmung denselben Weg hin und zurück, während im Kreislaufsystem die Atemluft unter Steuerung durch leicht gehende Ventile einen Kreis beschreiben muß.

Der Aufbau des Pendelsystems aus Masken bzw. Tubusansatz mit Gaszuleitungsanschluß, Absorber und Atembeutel zeichnet sich durch seine Einfachheit aus. Es gibt an ihm keine leichtverletzlichen Teile, das Fehlen von Ventilen und die Kürze und Weite der Bestandteile des Gerätes bedingen nur einen minimalen Atemwiderstand. Da die Atemluft den Absorber zweimal passiert, resultiert eine intensivere und raschere Absorption der Kohlensäure. Die Einzelteile des Pendelsystems sind leicht zu reinigen und zu sterilisieren, so daß eine Infektionsübertragung auch bei Lungentuberkulosen vermieden werden kann. Schließlich ist das kleine Gerät bequem zu transportieren. Sein Einsatz in Notfällen zur Beatmung von Patienten auf Station und seine Verwendung auch außer Haus lassen sich rasch bewerkstelligen. In der Zusammenarbeit mit anderen Kliniken, besonders unserer Universitäts-Nervenklinik, haben wir es so in mehreren hundert Fällen gut in Tätigkeit setzen können.

Um allerdings mit diesem Gerät erfolgreiches Arbeiten zu gewährleisten, müssen dem Anästhesisten auch die *Nachteile* des Pendelsystems bekannt sein. Der Absorber des To and Fro-Systems befindet sich in nur geringem Abstand zu den Atemwegen des Patienten. Der Absorptionsprozeß verläuft exotherm und erreicht Temperaturen von 50—60° C. Stete Kontrolle der Erwärmung des Absorbers, besser der Atemluft, ist dringend geboten, um den rechten Zeitpunkt zum Absorberwechsel nicht zu versäumen und um damit eine Wärmestauung oder Schädigung der Schleimhäute zu vermeiden.

Der Absorber ist maximal mit Natronkalk zu beschicken, um keine Vergrößerung des toten Raumes herbeizuführen. Da auch jeder nicht-absorbierende Raumteil als tot zu werten ist, soll der eingebrachte Natronkalk voll funktionstüchtig sein.

Das gleiche Problem erhebt sich auch bei Patienten mit kleinem Respirationsvolumen. Es erscheint deshalb zweckmäßig, den einzelnen Atemvolumina der Patienten entsprechende Absorber verschiedener Größe bereitzuhalten, und zwar Größe 8 cm Durchmesser mal 13 cm Länge für ein Atemvolumen von 500 ccm, 7mal 12 cm für ein solches von 350 ccm und Größe 6mal 8 cm für ein Respirationsvolumen von 100—200 ccm. Bei individueller Verwendung dieser Absorbergrößen wird vermieden, daß ein mehr oder minder großer Teil der Atemluft mit der Absorbermasse nicht in Berührung kommt.

Infolge der Schwere des Systems ist es meist schwierig, bei Gebrauch der Atemmaske einen dauerhaften luftdichten Sitz zu erzielen. Bei Eingriffen an Kopf und Hals wirkt die Nähe des Gerätes und des Narkotiseurs störend.

Das *Kreislaufsystem* setzt sich im wesentlichen aus dem Y-förmigen Kopfstück mit Ansatzmöglichkeit für Maske oder Tubus und Ein- und Ausatmungsschlauch, dem Ätherbehälter, Absorber und Atembeutel und den Gasdurchflußmessern zusammen. Der Absorber ist patientenfern angebracht, so daß eine Verschleppung von Natronkalkstaub kaum stattfinden kann. Die Atmungsluft wird zwar erwärmt, doch steigt deren Temperatur nicht über 35° C. Der tote Raum spielt bei ordnungsgemäß funktionierenden Ventilen keine entscheidende Rolle. Die Absorbergröße braucht auf Grund der Kreislaufanordnung nicht zum Respirationsvolumen in Beziehung gesetzt zu werden. Bei Eingriffen an Kopf und Hals kann die Aufstellung der Apparatur so erfolgen, daß sie nicht stört, und der Narkotiseur kann dem Operationsgebiet fernbleiben.

In den Kreislaufsystemen ist der Atmungswiderstand etwas größer als bei den Pendelgeräten. Die Zu- und Ableitungsschläuche sollen glatte Innenwände haben, um stärkere Wirbelbildungen zu vermeiden, und außerdem eine genügende lichte Weite aufweisen. Sie sind möglichst dem Lumen der Trachea angemessen bzw. weiter zu halten, denn die Verminderung des Durchmessers um die Hälfte bringt eine 16fache Erhöhung des Atemwiderstandes mit sich. Die Reinigung der Einzelteile ist bei den modernen Geräten, wie sie im Medi LN 413 und in den Roth-Dräger-Apparaten vorliegen, in ausreichendem Maße möglich, so daß eine Infektionsverschleppung vermieden werden kann.

Die Kenntnis der technischen Einzelheiten der verschiedenen Geräte, ihrer Schwächen und ihrer Verwendbarkeit für die einzelnen operativen Zwecke ist ebenso wie die sichere Beherrschung aller Anästhesieverfahren die Voraussetzung zur Durchführung der Apparatnarkosen. Wir müssen, abgesehen von der routinemäßigen Bedienung der Geräte, in der Lage sein, es vor Beginn der Narkose auf seine Leistungsfähigkeit zu prüfen und auch während des Betriebes Störungen im Bereich der Ventile, der Ätherzugabevorrichtung und der Durchflußmesser und Undichtigkeiten an den Gummiteilen und Dichtungen zu erkennen und zu beheben, ehe es zu bedrohlichen Situationen kommen kann. Vorbedingung dazu ist eine sorgfältige Überwachung und Pflege der Apparate durch den Narkotiseur selbst und geschicktes und aufmerksames Personal.

Die mit den Kranken direkt in Verbindung stehenden *Aufgaben des Anästhesisten* beginnen bereits in der präoperativen Phase mit der Voruntersuchung der Patienten auf Station. Je nach dem zu behandelnden Leiden wird die Untersuchung bestimmter Organgebiete im Vordergrund stehen. Der Narkotiseur wird dies unter dem Gesichtswinkel der Leistungsfähigkeit des Organismus während der Narkose betrachten und das chirurgische Leiden mit der zu erwartenden operativen Therapie und eventuell bestehende Allgemeinleiden risikomäßig erfassen.

Prämedikamente, Narkotika und Form der Betäubung wird er entsprechend der Art und Dauer des operativen Eingriffes und der erforderlichen Tiefe der Narkose, entsprechend dem gesundheitlichen Zustand des Patienten und der pharmakologischen Wirkung der Narkotika auf den Organismus auswählen. Bestimmend werden weiterhin Erfahrung und Übung des Anästhesisten und die operative Technik des Chirurgen sein.

Neben der Berücksichtigung von Alter, Gewicht, Körpertemperatur, Blutbild und Urinbefund stehen Kreislauf und Respirationssystem, parenchymatöse Organe und Nervensystem im Mittelpunkt der Untersuchung. Außer den perkutorischen und auskultatorischen Untersuchungsmethoden der Zirkulationsorgane geben die verschiedenen Funktionsprüfungen — z. B. Veritoltest, Regulationsprüfung nach SCHELLONG — brauchbare Anhaltspunkte für die Belastungsfähigkeit des Kreislaufes.

Das EKG als zusätzliche Untersuchung gibt, ohne seinen Wert überschätzen zu wollen, Auskunft über Herzmuskelschäden und Veränderungen im Bereich des Reizleitungssystems. Bei vorhandenen Schäden sind halogenhaltige Narkotika und Cyclopropan kontraindiziert. Es ist weiterhin daran zu denken, daß Patienten mit Herzschäden besonders empfindlich auf $CO_2$-Stauungen und Hyp- und Anoxie reagieren. Werden Mittel verwandt, die depressiv auf die Atmung wirken, so ist für eine gleichbleibende optimale Sauerstoffzufuhr Sorge zu tragen.

Die hier bestehende enge Verbindung von Atmung und Kreislauf setzt eine ebenso intensive Austestung der Leistungsfähigkeit der Atmungsorgane voraus. Diese läßt sich schon bis zu einem gewissen Grade durch Tiefe, Frequenz und Typ der Atmung und die auskultatorischen und röntgenologischen Untersuchungen bestimmen. In der Thoraxchirurgie wird man außerdem auf die Bestimmung der Vitalkapazität, auf die Bronchospirometrie, die Registrierung des Respirationsminutenvolumens unter Luft- und Sauerstoffatmung mit und ohne Belastung am Ergometer und auf die Bestimmung des Atemgrenzwertes nicht verzichten können, um Ruhe und Arbeitsinsuffizienten aufzudecken.

Auf die Durchführung präoperativer Atemgymnastik wird, sofern Zeit für eine Vorbereitung bleibt, großer Wert gelegt.

Schädigungen der parenchymatösen Organe schränken die Anwendung der intravenösen Barbiturate weitestgehend ein, da diese Mittel über sie abgebaut und ausgeschieden werden. Solche Schäden erfordern gleichfalls eine oberflächliche Narkose mit Gasen oder Dämpfen und mahnen auch zur Vorsicht bei der Anwendung von Relaxantien, wie Curarin, Flaxedil oder C 10, die vorwiegend oder teilweise unabgebaut eliminiert werden. Selbst bei der Anwendung von Succinyl-cholin-Verbindungen haben wir bei Patienten mit Niereninsuffizienz, die wegen Harnleiterstein operiert werden mußten, verlängerte Wirkungsdauern bis zu 20 und 30 Minuten beobachtet.

Weitere Grundbedingung zu einer reibungslosen Durchführung der Narkose ist eine sorgfältige und zielgerechte Prämedikation. Sie soll auf eine wirkungsvolle psychische Dämpfung, Reduzierung der Stoffwechselvorgänge und Einschränkung der Reflexerregbarkeit, sowie Verminderung oder Verhinderung der Speichel- und Schleimsekretion und auf Prophylaxe der Verhütung von unerwünschten physiologischen und pharmakologischen Effekten abzielen.

Morphin und seine Derivate mit ihrer psychisch dämpfenden und stoffwechselsenkenden Wirkung, eventuell unter Hinzufügung von Barbituraten, kommen hier neben Atropin und Scopolamin, den sekretionsmindernden Medikamenten, in Frage. Bei den beiden letztgenannten Mitteln ist außerdem daran zu denken, daß Atropin neben seiner vaguslähmenden Komponente zunächst auf Hirnrinde und medulläre Zentren stimulierend wirkt, während Scopolamin neben seiner stärkeren parasympathicolytischen Wirkung dämpfenden Einfluß auf die Hirnrinde ausübt. Kombination von Morphin und Scopolamin verstärkt den Effekt kortikaler Depression.

Unter Berücksichtigung von Alter und Allgemeinzustand der Patienten halten wir uns im wesentlichen an das Schema von Guedel und verabfolgen Morphin und Scopolamin 1—1½ Stunden vor Beginn der Anästhesie in einem Verhältnis von 25 zu 1. Im allgemeinen geben wir außerdem 30 Minuten später noch 0.1—0.3 Luminal und 50—100 mg Thiantan i. m. Der Patient soll dann nicht mehr gestört werden.

Das erforderliche Narkoseinstrumentarium ist inzwischen vorbereitet und auf seine Funktionstüchtigkeit geprüft. Die Einleitung der Narkose geschieht mit einem intravenösen Barbiturat oder einem Mittel aus der Malonyl-Thio-Harnstoff-Reihe, bis der Patient eben einschläft, mit $O_2$-Hyperventilation mittels Atemmaske und mit Injektion eines Succinylcholin-Präparates. Wir geben dieses Muskelrelaxans in einer Dosierung von 1 mg/kg Körpergewicht zur Intubation. Die volle Wirkung ist eine Minute nach der raschen intravenösen Injektion eingetreten und gestattet eine störungslose Einführung des Trachealtubus.

Die Intubation kann je nach Neigung des Anästhesisten mit dem Laryngoskop nach Foregger oder Macintosh ausgeführt werden. Das Lumen des Tubus soll maximal weit sein, so daß er aber noch leicht die Glottis passieren kann. Für Frauen sind die Größen 36 bis 40 Charriére, für Männer die Größen 38 bis 42 die gebräuchlichsten, bei Kindern ist das Alter entscheidend. Bei der Einführung des Tubus in die Trachea ist zu beachten, daß dieser nicht zu tief vorgeschoben wird, um nicht die Beatmung einer Lungenseite zu blockieren. Nach richtiger endotrachealer Lage des Tubus wird dieser durch Binden oder entsprechende Schutzvorrichtungen gegen Bißkompression geschützt und gegen Lageänderung durch Fixierung gesichert. Die Abdichtung der Trachea erfolgt durch leichtes Aufblähen der Manschette, bis das System völlig dicht erscheint, oder durch Tamponade des Rachens mit paraffingetränkten Streifen unmittelbar nach der Intubation.

Werden diese Manipulationen rasch ausgeführt, so reicht im allgemeinen die Succinylcholin-Wirkung noch aus, um auf Äther, falls nicht Lachgas verwandt wird, überzugehen und die Narkose bis zum Stadium II—$III_1$ vorzutreiben. Ist die Kurzrelaxanswirkung abgeklungen, so gehen wir auf eines der Pachycurarepräparate in der bekannten Dosierung über. Die Durchführung der weiteren Narkose richtet sich dann nach dem beabsichtigten Eingriff.

Zweifellos stellen intrathorakale Eingriffe die Domäne für die Intubationsnarkose dar. Dabei hat der Anästhesist oft besonders hohen Ansprüchen gerecht zu werden. Unsere Operateure bevorzugen bei Lungenoperationen die Lateralposition und verzichten auch nach Eröffnung des Thorax nicht gerne auf die Verwendung der Diathermie. Vor der Narkoseeinleitung legen wir zwei intravenöse Infusionen an, eine mit 5proz. Traubenzuckerlösung und Novocain-Zusatz, die andere mit physiologischer Kochsalzlösung. Vom Operationsbeginn ab wird an Stelle der NaCl-Lösung Konservenblut infundiert.

Bei der derzeitig an unserer Klinik geübten Anästhesiemethode für Thoraxeingriffe verwenden wir nach Prämedikation mit Morphium-Scopolamin als Mittel ein intravenöses Barbiturat, Lachgas-Sauerstoff, Succinylcholin und Curare und manchmal geringen Ätherzusatz. Durch individuelle und sparsame Dosierung und geeignete Kombination dieser Mittel wird versucht, eine optimale Wirkung zu erreichen.

Die Intubation bei trockenen Lungen, Eingriffen im Bereich des Mediastinums und am Herzen geschieht regelmäßig mit einem MAGILL-Tubus mit Manschettenabdichtung. Die Depression der Spontanatmung durch Curare wird nur so weit getrieben, wie es die jeweilige Operationsphase vom Standpunkt des Chirurgen aus erfordert, damit nach Möglichkeit der Ablauf der Atmung als wichtigstes Kennzeichen des vorliegenden Narkosestadiums erhalten bleibt.

Auch bei trockenen Lungenfällen wird an unserer Klinik in der Mehrzahl der Fälle der Bronchus vor Durchtrennung zentral abgeklemmt oder durch Nähte verschlossen, um von vornherein ein mögliches Eindringen von Blut in den Bronchialbaum und sich daraus ergebende Bedrohungen des alveolaren Gasaustausches zu vermeiden.

Weit bedeutungsvoller erscheint dieses Problem bei der Anästhesie feuchter Lungen. Bei solchen wird ante operationem die Sputummenge durch intensive Lagerungsdrainage, Atemgymnastik, parenterale und endotracheale bzw. endobronchiale Applikation von Antibioticis auf ein Minimum reduziert. Sofern von vornherein eine rechtsseitige Pneumonektomie in Aussicht steht, wird bei uns der von CARLENS empfohlene Doppellumentubus eingelegt, bei voraussichtlicher Ektomie der linken Lunge nehmen wir die endobronchiale Intubation der rechten Seite mit einem MAGILL-Tubus vor, wobei dessen Lage röntgenologisch kontrolliert wird. Durch Auskultation überzeugen wir uns außerdem davon, daß keine Blockierung des rechten Oberlappenbronchus besteht und eine einwandfreie Einlungennarkose möglich ist.

Bei allen übrigen Operationen, also Lappen- und Segmentresektionen, haben wir bislang auch bei sekretreichen Lungen einen einfachen Manschettentubus orotracheal eingeführt, da uns die Möglichkeit der sonst üblichen Verfahren in Form der Bronchustamponade bzw. -blockade nach CRAFOORD oder THOMPSON noch nicht gegeben war. Durch sorgfältiges periodisches intra- und postoperatives tracheo-bronchiales Absaugen mittels eines THIEMANN-Katheters, der auf Grund seiner Form in den rechten oder linken Hauptbronchus dirigiert werden kann, haben wir mit der von uns geübten Methodik ernste Komplikationen, insbesondere bedrohliche Aspiration infizierter Flüssigkeit in gesunde Lungenanteile, verhüten können.

Außer auf Aspirationsverhütung wird, wie das während aller Apparatnarkosen zu geschehen hat, noch auf ausreichende Sauerstoffzufuhr, auf Vermeidung jeder Kohlensäurestauung, auf Vorhandensein freier Atemwege sowie auf genügenden Flüssigkeits- und Blutersatz streng geachtet.

Nach Naht der Thorakotomiewunde führen wir den endgültigen Verschluß des Thorax bzw. der Pleurahöhle durch Abklemmen der Drainage erst nach Rückkehr des Patienten in Rückenlagerung durch. Dabei sorgen wir besonders dafür, daß normale intrathorakale Druckverhältnisse wiederhergestellt werden und das Mediastinum seine regelrechte Lage wieder eingenommen hat. In Zweifelsfällen orientieren wir uns durch Röntgenaufnahme. Gegen Ende der Operation erhält der Patient ½ mg Atropin und anschließend 1—1½ mg Prostigmin zur Aufhebung noch vorhandener Curarewirkung intravenös.

Nach Eintritt ausreichender spontaner Atemtätigkeit und nach Rückkehr der normalen Reflexe wird unter nochmaligem Absaugen die Extubation vorgenommen. Restliche Sekretmengen werden durch oro-pharyngo-tracheale Toilette beseitigt. Durch Nasenkatheter erfolgt weiterhin Zufuhr von Sauerstoff. Nach Eintritt stabilisierter Blutdruck- und Pulswerte wird der Patient unter laufender Kontrolle auf Station gebracht. Dort wird das Thoraxdrain an eine Saugvorrichtung angeschlossen, wobei durch Zwischenschaltung einer Manometereinrichtung die Konstanthaltung intrathorakaler Druckwerte erleichtert wird.

Weitere Kontrolle der Atmung, des Pulses und Blutdruckes sind neben genauer Beobachtung des Allgemeinbefindens und der sonstigen klinischen Daten für die Nachbehandlungszeit unerläßlich. Die postoperative Sauerstoffzufuhr wird frühestens nach 48 Stunden reduziert bzw. aufgegeben. Baldmöglichste Durchführung von Atemübungen nach der Operation unter Anleitung geschulter Gymnasten halten wir für sehr vorteilhaft. Die Atmung beeinträchtigende und der Expektoration entgegenwirkende Pharmaka sollten zur postoperativen Schmerzbekämpfung nur in sehr kleinen Dosen gegeben, besser aber ganz vermieden werden. Um im entscheidenden Falle zielgerechtes therapeutisches Handeln raschestens einleiten zu können, hat der Anästhesist auch die Symptomatik der möglichen postoperativen Komplikationen zu beherrschen.

In der Neurochirurgie gehen wir im allgemeinen folgendermaßen vor: Prämedikation mit 0,2 Luminal und ½ mg Atropin. Als Narkotika verwenden wir dabei meist Evipan, Inactin oder Trapanal, diese Mittel aber nicht nur allein zur Einleitung, sondern in kleinen fraktionierten Dosen auch zur Aufrechterhaltung der Anästhesie während der gesamten Operationsdauer. Die Intubation wird besonders schonend und vorsichtig unter Wirkung eines Bernsteinsäure- bis -Cholinesters durchgeführt, um reflektorische Steigerungen des Blutdruckes und des intrakraniellen Druckes mit ihren möglichen Gefahren zu vermeiden. Aus gleichem Grunde erzielen wir die Muskelerschlaffung während des operativen Eingriffes mit d-Tubocurarinchlorid, da wir nach Injektionen von Tricuran in einem größeren Prozentsatz der Fälle systolische Blutdrucksteigerungen um 20—30 mm Hg beobachten konnten. Durch zusätzliche Lokalanästhesie vor Operationsbeginn schaffen wir uns die Möglichkeit, nach Trepanation des Schädels die Narkosetiefe zu reduzieren. Es erscheint in dieser Phase des intrakraniellen Eingriffes ausreichend, wenn dem Patienten durch Ausschaltung des Bewußtseins das psychische Trauma der Operation genommen wird. Durch assistierte Beatmung erfolgt selbstverständlich ausreichende Sauerstoffzufuhr und durch Blutdauertropf minutiöser Ausgleich auch des geringsten Blutverlustes.

Intubationsnarkosen bei Operationen im Bereiche des Halses, die sich bei Durchsicht unseres Materials vornehmlich auf die Trachea stärker verdrängende und komprimierende Strumen beziehen, stellen in der Mehrzahl der Fälle den Anästhesisten nicht vor schwierigere Probleme als die bisher angeführten Eingriffe. Wir verwenden dabei nach üblicher Einleitung mit Barbituraten Sauerstoff-Äther unter Curarezusatz. Besondere Beachtung verdient dabei die Phase der Extubation, die nur sehr langsam und schrittweise erfolgen soll, damit bei eventuell eintretendem Kollaps der Trachealwände drohende Asphyxiegefahr durch Zurückbringen des Tubus in gewöhnliche endotracheale Lage sofort behoben werden kann.

Auch bei größeren abdominellen Eingriffen geben wir an unserer Klinik in zunehmendem Maße der Apparatnarkose den Vorzug, wobei wir fast ausschließlich das Intubationsverfahren anwenden und nur selten eine Apparat-Masken-Narkose durchführen. Prämedikation mit Morphium-Atropin, Narkoseeinleitung mit einem der intravenösen Narkotika, Aufrechterhaltung der Anästhesie vorwiegend durch Äther-Sauerstoff-Gemisch unter Gabe eines Pachycuraremittels. Dabei erfolgt, besonders bei Ileusfällen, Oberbaucheingriffen und Operationen wegen Organrupturen, kontinuierliche Sondenabsaugung des Magens, um einer unbemerkten Aspiration, die trotz Manschettenabdichtung oder Rachentamponade eintreten und zu Atelektasen führen kann, vorzubeugen.

Schwierigkeiten bereiten dem Anästhesisten die Patienten mit intraabdominellen Organverletzungen, welche sich durch massiven Blutverlust in den freien Bauchraum in schwerem Schockzustand befinden. Dabei gilt in erster Linie die Beachtung des Grundsatzes, dem Körper Blut und dem Blut Sauerstoff zuzuführen. Sobald eine Besserung des Zustandes eingetreten ist und Puls- und Blutdruckwerte wieder meßbar geworden sind, kann mit der

Narkoseeinleitung begonnen werden. Daß in solchen Fällen Morphin als Prämedikation nur sehr vorsichtig dosiert und die Narkose äußerst oberflächlich gehalten werden soll, bedarf gesonderter Erwähnung. Für die Intubationsnarkosen anderer Unfallverletzter haben diese Grundsätze in gleicher Weise Geltung.

Die Apparatnarkosen in der Extremitätenchirurgie stellen den Anästhesisten gewöhnlich kaum vor höhere Aufgaben, weshalb auf Einzelheiten, die nur eine Wiederholung bereits getroffener Hinweise bedeuten würden, nicht näher eingegangen werden soll.

Wir haben seit Ende 1949 an unserer Klinik mit den uns zur Verfügung stehenden Apparaten (Heidbrink, Medi LN 413, Pendelsystem) bisher 703 Narkosen, davon 667 mit Intubation, durchgeführt.

Es handelt sich dabei um folgende Operationen:

1. 259 thorakale und intrathorakale Eingriffe,
2. 43 Zweihöhlenoperationen,
3. 294 abdominelle Eingriffe,
4. 25 Operationen im Bereiche des Halsgebietes,
5. 18 neurochirurgische Eingriffe,
6. 19 Fälle der Extremitätenchirurgie,
7. 45 urologische Operationen.

Wenn diese Zahlen im Vergleich zu den Statistiken anderer Kliniken nicht besonders hoch erscheinen, so ist das darauf zurückzuführen, daß die Verfahren der modernen Apparatnarkosen bei uns erst Ende 1949 eingeführt wurden, daß in den ersten Jahren die Indikation zu deren Anwendung sehr eng gestellt wurde, und daß zeitweise schwierige technische, materielle und personelle Verhältnisse bestanden haben. Während wir 1950 nur insgesamt 57 Apparatnarkosen vornahmen, beträgt die Zahl in diesem Jahr bereits 384. Es hat also die Apparatnarkose auch bei uns zahlenmäßig erheblich zugenommen. Wir haben die Indikationsbreite inzwischen etwas weiter abgesteckt, gehen aber noch nicht so weit, daß wir z. B. auch Appendektomien in Apparatnarkosen vornehmen. In unserem Klinikbetrieb nehmen die Verfahren der apparatlosen Allgemeinbetäubung, der Lokal- und Leitungsanästhesie einschließlich Lumbalanästhesie noch einen breiten Raum ein.

Diese werden auch in Zukunft auf Grund ihrer jahrzehntelangen Bewährung besonders an kleinen und mittleren Krankenhäusern und Kliniken die Standardverfahren der Anästhesie darstellen. An allen größeren Kliniken aber dürften sich die Methoden der modernen Apparatnarkosen in immer stärkerem Maße durchsetzen und ausdehnen.

Wir müssen deshalb bemüht sein, durch eigene Fortbildung, durch Heranbildung weiterer Anästhesisten und durch zunehmende Vervollkommnung unserer technischen Ausrüstungen die Grundlagen für qualitative und quantitative Weiterentwicklung der modernen schonenden Apparatnarkosen zu schaffen.

# Narkosen beim Säugling und Kleinkind

von Dr. O. Jüngling
Anästhesist, Krankenhaus im Friedrichshain, Berlin

Die Narkose des Säuglings und Kleinkindes stellt den Anästhesisten infolge anatomischer und physiologischer Eigenheiten vor eine besondere Aufgabe.

## Anatomische Vorbemerkungen

Von Bedeutung sind zunächst die anatomischen Verhältnisse im Bereich des Kehlkopfes. Dieser hat seinen physiologischen Descensus noch nicht durchgemacht und ist somit durch die Mundhöhle leichter zu erreichen als beim Erwachsenen. Während bei letzterem die engste Stelle im Bereich der Stimmritze liegt, ist sie beim Kind durch den nicht ausweitbaren Ringknorpel gegeben. Durch seine Schrägstellung verleiht er überdies dem subglottischen Raum eine Trichterform.

Im folgenden seien die ungefähren Durchmesser von Glottis und Ringknorpel sowie die jeweils verwendbare Tubusgröße zusammengestellt:

| Alter | Durchmesser in mm | | Größe |
|---|---|---|---|
| | Glottis | Ringknorpel | des Tubus |
| 1—4 Monate | 4,8 | 4,2 | 12 |
| 6. Monat | 5,0 | 4,2 | 12 |
| 8. „ | 5,1 | 4,4 | 12—14 |
| 10. „ | 5,2 | 4,6 | 14 |
| 17. „ | 5,5 | 4,6 | 14 |
| 22. „ | 6,3 | 4,8 | 14—16 |
| 2 Jahre | 6,3 | 5,1 | 16 |
| 3 „ | 6,5 | 5,3 | 16 |
| 4 „ | 7,0 | 5,5 | 16—18 |
| 7 „ | 8,0 | 6,0 | 18—20 |
| 10 „ | 8,2 | 7,0 | 20—22 |
| 14 „ | 8,8 | 8,0 | 24—26 |

Infolge der Kleinheit der anatomischen Verhältnisse ist der Atemwiderstand der Respirationswege schon normalerweise größer als beim Erwachsenen. Schon geringe Schwellungen der Kehlkopfschleimhaut — z. B. nach gewaltsamer Intubation — können zu einer weiteren, eventuell lebensbedrohlichen Einengung des Luftweges führen.

Die oberen Schneidezähne spielen, sofern sie überhaupt schon vorhanden sind, als — gelegentlich beim Erwachsenen zu beobachtendes — Intubationshindernis keine Rolle. Bei normaler Entwicklung erscheinen die mittleren oberen Incisivi im 6. Lebensmonat, gefolgt von den beiden lateralen oberen Schneidezähnen. Erst gegen Ende des ersten Lebensjahres brechen dann auch die unteren Schneidezähne durch.

## Physiologie

Das kindliche Atemzentrum ist gegen Morphium und andere zentral dämpfende Medikamente sehr empfindlich. Alle Narkotika weisen somit eine gegenüber dem Erwachsenen geringere Narkosebreite auf. Das phylogenetisch jüngere, für die langsamere „Ruheatmung“

zuständige Zentrum wird beim Neugeborenen manchmal — da es noch nicht genügend ausgebildet ist — von dem phylogenetisch älteren Zentrum überflügelt. Man findet dann rasche, unregelmäßige und schnappende Atemzüge mit einer Frequenz bis 100 pro Minute. Eine eventuelle doppelte Inspiration ist beim Säugling als physiologisch anzusehen. Das Neugeborene weist einen abdominalen Atemtypus auf, da der breite Thorax in Inspirationsstellung fixiert ist und erst infolge des aufrechten Ganges nach unten gezogen wird. Die durchschnittliche Atemfrequenz beträgt 45 pro Minute und kann sehr zunehmen, das Atemvolumen des Neugeborenen ist 16—20 ccm und kann beim Schreien bis 150 ccm ansteigen. Die Atmungsoberfläche beträgt nur etwa ein Drittel der des Erwachsenen. Der Sauerstoffverbrauch des Säuglings beträgt pro Kilogramm Körpergewicht und Minute etwa 7 ccm gegenüber nur 3,9 ccm beim Erwachsenen, dennoch ist seine Anoxieresistenz größer. Ursächlich dürfte die reichlich entwickelte und später involvierende Nebennierenrinde eine Rolle spielen, zumal die Involution bei blausüchtigen — also chronisch hypoxischen — Kindern ausbleibt. Die physiologische Pendelluft des Säuglings beträgt etwa 14 ccm gegenüber 140 ccm beim Erwachsenen.

Die Pulsfrequenz beträgt etwa 130 pro Minute, der Blutdruck 80/35 mm Hg. Beide Werte schwanken infolge der Atmung beträchtlich und sind oft nur schwer festzustellen. Dem noch nicht abgearbeiteten Herzen kann man relativ mehr zutrauen als dem des Erwachsenen, dagegen sind Säuglinge sehr gegen Blutdruckschwankungen und Blutverluste empfindlich, zumal die Blutmenge des Neugeborenen nur etwa 120 ccm pro Kilogramm Körpergewicht beträgt.

Der Grundumsatz des Neugeborenen beträgt etwa 55—60 Kal. pro Kilogramm Gewicht, sinkt dann beim Kind auf 30 Kal. und beim Erwachsenen auf 25 Kal. Für die, beim Kind eigentlich ständig vorhandene Muskeltätigkeit müssen 25 Kal. dazugerechnet werden, ferner 15 Kal. für die Bedürfnisse des Wachstums. Schon das Schreien des Säuglings vermag seinen Grundumsatz und damit seinen Sauerstoffbedarf um 100% zu steigern. Der Kalorienbedarf beträgt im ersten Halbjahr etwa 100 Kal. pro Kilogramm Gewicht, im dritten Vierteljahr etwa 90 Kal., vom ersten bis fünften Jahr etwa 80 Kal. und bis zum neunten Lebensjahr 70 Kal. Der Kalorienbedarf darf nicht auf das tatsächliche Körpergewicht, sondern auf das dem Alter entsprechende Sollgewicht berechnet werden.

Dieser hohe Stoffwechsel kann sich normalerweise nur im an Wasser und Ionen reichen Gewebe abspielen. Beide bestimmen den Turgor der Haut. Verluste an Wasser, Salzen und Eiweiß können, da der Stoffwechsel lebhaft ist und nennenswerte Depots nicht vorhanden sind, für den Säugling ernste Folgen haben. Die postoperative Behandlung hat diesem Umstande entsprechend Rechnung zu tragen.

Der durchschnittliche Wasserbedarf pro Kilogramm Körpergewicht beträgt 250 ccm pro Tag. Der Organismus des gesunden Säuglings besteht zu 72% aus Wasser. Es wird zu 50—60% durch die Nieren ausgeschieden (Urinmenge pro Tag etwa 15—50 ccm pro Kilogramm Körpergewicht), zu 35% durch die Perspiratio insensibilis abgedunstet, 5—10% finden sich im Stuhl und nur 1—2% behält der Organismus als Zellwasser zurück. Wasserverarmung äußert sich zuerst im Verlust des Turgor und der Elastizität der Haut. Aufgehobene Falten bleiben bestehen. Im Extremfall ist dieser Zustand mit irreparablen kolloidosmotischen Störungen vergesellschaftet, die Gewebe haben ihre Wasseraufnahme- und Speicherfähigkeit verloren.

Wenn irgend möglich, soll ein Säugling nicht in einer Zeit der absteigenden Gewichtskurve operiert werden. Auch bei Neugeborenen unter einem Geburtsgewicht von 3000 g soll eine Operation vermieden werden.

Die Körpertemperatur soll bei größeren Eingriffen mehrmals gemessen werden, um Hypo- oder Hyperthermie zu vermeiden. Eventuell ist es zweckmäßig, den Säugling von vornherein auf eine Gummiunterlage zu legen, in die eine Kühlschlange eingebaut ist. Hyperthermie tritt besonders in der heißen Jahreszeit auf und kann einem postoperativen letalen Ausgang förderlich sein.

Die Schmerzempfindlichkeit des Säuglings ist sicher geringer als beim Erwachsenen, man kommt daher mit einer sehr oberflächlichen Narkose aus.

## Prämedikation

Die Prämedikation soll den Patienten einerseits so weit ruhigstellen, daß er der Narkoseeinleitung keinen größeren Widerstand entgegensetzt (Exzitation bedeutet Erhöhung des Grundumsatzes und damit auch des Sauerstoffbedarfes), andererseits durch parasympathikolytische Substanzen die störenden und gefährlichen Vagusreflexe (Glottisspasmus, Bronchospasmus, Singultus, Arrhythmien, Herzstillstand usw.) dämpfen. Sie muß daher zeitgerecht gegeben werden, d. h. ihre größte Wirksamkeit muß zeitlich mit der Narkoseeinleitung zusammenfallen. Subcutane Injektionen wird man daher 45—60 Minuten, intramuskuläre 20 Minuten vor Narkosebeginn verabreichen; eine intravenöse Vorbereitung kommt für Kinder praktisch nicht in Frage. Eine am Operationsvorabend gegebene Luminaldosis soll für ungestörten Schlaf sorgen.

Am Vorabend 0,05—0,1 Luminal p. o. oder rectal.

| Alter | Gewicht in kg | Morphin in mg | Atropin in mg | Dolantin in mg |
|---|---|---|---|---|
| 1— 7 Monate | 3— 8 | — | 0,1 | 5— 9 |
| 8—24 „ | 8—13 | 1—2 | 0,2 | 12—18 |
| 2— 8 Jahre | 13—25 | 2—4 | 0,3 | 20—40 |
| 8—14 „ | 25—40 | 4—8 | 0,4—0,6 | 40—70 |

*Ohne Atropinvorbereitung darf man bei einem Kind eine Äthernarkose nicht durchführen,* da die reichliche Bronchialsekretion unter Umständen eine ausreichende Oxygenation des Blutes in Frage stellt.

## Narkoseeinleitung

Sie kann in idealer Weise mit einem etwa 20proz. Cyclopropan-Sauerstoffgemisch durchgeführt werden. Man legt die Narkosemaske neben den Kopf des Kindes oder gibt ihm die Maske zum Spielen in die Hände und es schläft in wenigen Minuten ein.

In ähnlicher Weise wirkt ein 90proz. Lachgas-Sauerstoffgemisch, jedoch muß man hier schon an die Möglichkeit einer Hypoxie denken.

Eine ebenfalls günstige Art der Narkoseeinleitung stellt ein Evipanklysma dar. Man rechnet pro 1 kg Körpergewicht 0,05—0,075 g Evipannatrium, in 2—5 ccm Aqua dest. gelöst. Nach etwa 15 Minuten schläft das Kind, die Narkose kann jetzt mit Äther usw. weitergeführt werden, wobei eine Exzitation meist nicht mehr auftritt.

Am häufigsten aber wird man die Narkose mit ganz wenig Chloräthyl (10—50 Tropfen) einleiten oder sofort mit der Äthertropfnarkose (Schimmelbuschmaske) beginnen.

## Weiterführung der Narkose

Das Narkotikum der Wahl für Kinder stellt ein Äther-Sauerstoffgemisch dar. Dieses wird mit einer Äthersprudelflasche oder einem Äthertropfer gewonnen und durch einen Gummischlauch der verwendeten Narkoseapparatur zugeleitet. Es ist in seiner Konzentration gut regelbar und gestattet so die Durchführung einer sehr gleichmäßigen, in ihrer Tiefe gut steuerbaren Narkose. Dieses Gemisch reicht im allgemeinen jedoch nur zur *Erhaltung* der bereits im Stadium III/1 oder III/2 befindlichen Narkose aus, zu Anfang muß das Kind mit der üblichen Äthertropfmethode ins Toleranzstadium gebracht werden. Der zugeführte Sauerstoff ermöglicht eine gute Oxygenierung des Blutes und besorgt zugleich durch volumsmäßige Verdrängung den Abtransport der ausgeatmeten Kohlensäure.

Sekret, das sich während der Narkose im Rachenraum ansammelt, muß sorgfältig abgesaugt werden. Kinder, die wegen Verschleimung ihrer Atemwege um ihr Sauerstoffminimum kämpfen müssen, sind während der Operation unruhig und „pressen" infolge der ruckartigen, heftigen Zwerchfellbewegungen. Gründliches Absaugen und reichliche Zufuhr von Sauerstoff beruhigt die forcierte Atmung sofort.

Sinkt beim *nicht*-intubierten Kind die Zunge zurück, so legt man einen, dem Luftweg entsprechend gebogenen Airway aus Gummi in die Mundhöhle, und zwar so, daß man mit dem Zeigefinger erst die Epiglottis nach vorne holt und dann den Rachentubus dahinterschiebt. Liegt der Airway *vor* oder *auf* der Epiglottis, so sind die Kinder unruhig und der Luftweg ist dennoch nicht frei. Die Verwendung einer Luftwegkanüle aus Metall oder aus einem Drahtgestell empfiehlt sich wegen der leichten Verletzlichkeit der Schleimhäute nicht.

Gegen Operationsende führt man durch den Schlauch nur mehr reinen Sauerstoff zu. Die Kinder atmen infolge ihrer hohen Atemfrequenz den Äther rasch wieder ab und werden bald wach. Kommt es zum Erbrechen, so werden meist zugleich die Kiefer fest aufeinandergepreßt. In diesem Falle saugt man den Rachenraum mit einem dünnen Nelaton-Katheter durch die Nase frei und gibt zugleich Sauerstoff mit einer Maske. Man vermeidet so Zyanose und Aspiration.

Ist das Kind *intubiert*, so ist die Gefahr der mechanischen Behinderung der Atmung sowie der Aspiration von vornherein gebannt. Man läßt zweckmäßigerweise den Intratrachealtubus so lange liegen, bis das Kind weitgehend wach ist oder bereits erbrochen hat, und extubiert — unter gründlichem Absaugen — erst dann.

Für Säuglinge und Kinder bis zum 5. Lebensjahr ist Trichloräthylen zur Inhalationsnarkose vorzüglich geeignet. Sein Hauptvorteil liegt im Fehlen jeder Hypersekretion im Respirationstrakt. Mit Hilfe der unten angegebenen Narkosetechnik wird ein ganz oberflächliches Narkosestadium eingehalten, so daß die Kinder wenige Minuten nach Absetzen des Narkotikums wach sind. Das Erwachen erfolgt ohne Erbrechen. Trotz der oberflächlichen Narkose ist die Muskelerschlaffung besser als unter Äther. Herzarrhythmien sowie Störungen der Atmung (Tachypnoe oder Abflachung) sind Zeichen der Überdosierung und verschwinden innerhalb weniger Minuten nach Absetzen des Trichloräthylen.

Man bringt das Kind zunächst mit der üblichen Äthertropfnarkose ins Toleranzstadium und führt dann die Narkose mit einem in einer Sprudelflasche erzeugten Sauerstoff-Trichloräthylen-Gemisch weiter. Hierzu dürfen in die Sprudelflasche nicht mehr als 25 g Trichloräthylen eingefüllt werden, da sonst die Konzentration des Narkosegemisches zu hoch würde (bei Äther füllt man 100—150 g in die Sprudelflasche!).

Trichloräthylen darf wegen der Entstehung giftiger Spaltprodukte im geschlossenen oder halbgeschlossenen System (Systeme mit Absorberkalk) *nicht* verwendet werden!

Die intravenöse Verwendung von kurzwirkenden Barbituraten oder von Relaxantien soll man möglichst vermeiden, da die Kinder darauf sehr unterschiedlich reagieren und weder die Wirkungsintensität noch die Wirkungsdauer einer Dosis dieser Medikamente sicher vorausgesagt werden kann.

### Endotracheale Intubation

Die naso- oder orotracheale Intubation des Kindes darf *nur in tiefer Narkose* und damit bei optimaler Entspannung durchgeführt werden, damit die Kehlkopfschleimhaut möglichst geschont wird. Schon geringe Verletzungen (Erosionen) können nach der Extubation zu einer Schleimhautschwellung führen, die infolge der Kleinheit der anatomischen Verhältnisse lebensbedrohlich werden und eventuell eine Tracheotomie erforderlich machen kann.

a) Der *nasotracheale* Weg wird bei Kindern im allgemeinen bevorzugt, einerseits weil die Mundhöhle häufig Operationsgebiet ist und andererseits weil der Endotrachealtubus durch den Meatus nasi allein schon gut fixiert ist. Der Nasotrachealtubus soll von einem Ohrläppchen des Kindes über das Philtrum bis etwa zwei Querfinger vor das andere Ohrläppchen reichen, um seine richtige Länge zu haben. Er besteht aus Gummi oder plastischem Material. Seine Wand kann zum Schutze gegen Abknicken durch eine Drahtspirale versteift sein (WOODBRIDGE-Tubus). Letztere Tuben sind relativ starr und führen leicht zu Schleimhautverletzungen. Der Außendurchmesser des Nasotrachealtubus ist in seinem ganzen Verlauf gleichmäßig groß. Er soll so groß sein, daß er eben durch den Ringknorpel, der engsten Stelle des kindlichen Kehlkopfes, hindurch in die Trachea gleitet; anderenfalls ist bei längeren Narkosen die Freihaltung des Atemweges nicht gewährleistet. Den größtmöglichen Tubus soll man wählen, um den Atemwiderstand möglichst klein zu halten.

Zur nasotrachealen Intubation schiebt man am tief narkotisierten Kind (Äthertropfnarkose) den Tubus durch den — von beiden weiteren — Nasengang so weit vor, bis er im Oropharynx sichtbar wird. Jetzt wird das Laryngoskop mit dem kleinen, *geraden* Leuchtspatel in den Mund des Kindes eingelegt und die Stimmritze — eventuell nach vorherigem Absaugen — eingestellt. Der gerade Spatel gestattet eine bessere Übersicht als der gebogene (Spatel nach MACINTOSH). Letzterer ist eher zur Intubation von Erwachsenen indiziert. Nun faßt man mit der MAGILLschen Zange das abgeschrägte, aus dem Nasopharynx vorragende Tubusende und schiebt es unter Sicht und unter mehrmaligem, vorsichtigem Nachfassen zwischen die Stimmbänder hindurch in die Trachea. Beim Nachfassen muß man darauf achten, weder die Uvula noch sonstige Schleimhautpartien mitzufassen und zu verletzen. Sobald der Nasotrachealtubus richtig liegt, atmet das Kind nur mehr durch das nasale Tubusende aus und ein.

Das freie, nasale Tubusende wird mit einem gebogenen Ansatzstück aus Metall versehen, das mit Heftpflaster am Gesicht des Kindes befestigt wird und so den Tubus gegen das Herausgleiten sichert. An das Ansatzstück wird dann die vorgesehene Narkoseapparatur angeschlossen.

b) Zur *orotrachealen* Intubation benutzt man Tuben, die um 1—2 Querfinger kürzer sind als die dem gleichen Alter entsprechenden nasotrachealen Tuben. Sie sind entweder in ihrem ganzen Verlaufe gleichmäßig dick oder ihr oraler Abschnitt weist einen erheblich größeren Querschnitt auf als der tracheale Teil (COLE-Tubus). Letztere Tuben zeichnen sich daher durch einen sehr geringen Atemwiderstand aus. Zur orotrachealen Intubation können auch Manschettentuben benutzt werden.

Man legt — wieder am tief narkotisierten Kind — den geraden Leuchtspatel in die Mundhöhle ein, saugt erst das vorhandene Sekret ab, stellt die Stimmritze ein und schiebt unter Sicht den Tubus zwischen die Stimmbänder hindurch in die Trachea. Das orale Tubusende ist wieder mit einem Konnexstück aus Metall versehen, das mit einem Heftpflasterstreifen am Gesicht befestigt oder mit einem um den Nacken des Kindes gelegten Stück Mullbinde festgebunden wird und so ein Herausgleiten des Tubus verhindert. Der Orotrachealtubus muß gegen Biß durch einen neben den Tubus und zwischen die Alveolarfortsätze gelegten Bindenkopf oder MAYO-Tubus geschützt werden.

An das Verbindungsstück wird wieder der Narkoseapparat angeschlossen.

## Narkoseapparate

1. *Schimmelbuschmaske.* Die Narkose wird mit der bewährten Äthertropfmethode bis ins Toleranzstadium geführt. Nun leitet man das mit Hilfe eines Äthertropfers oder einer Äther-

sprudelflasche erzeugte Sauerstoff-Äthergemisch mit einem Gummischlauch, den man mit Heftpflaster am Gesicht oder an der Narkosemaske befestigt, unter die Schimmelbuschmaske und erzielt so eine gleichmäßige, leicht steuerbare Narkose. Überdies wird die Atem-

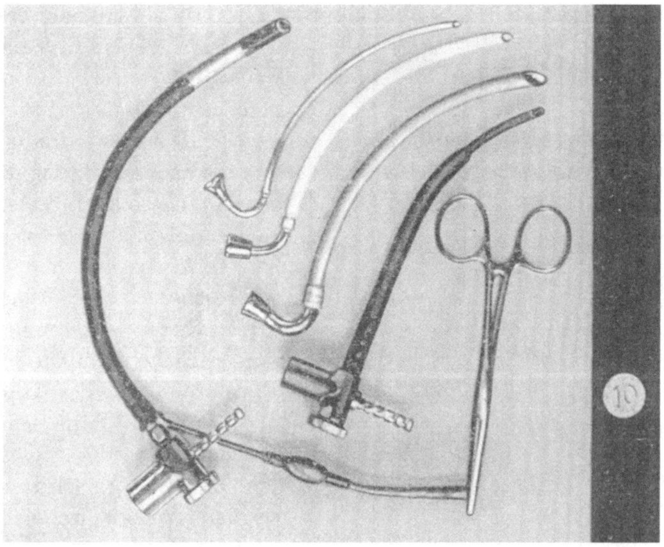

Abb. 1. Verschiedene Endotrachealtuben: *links* ein orotr. Manschettentubus für ein etwa 10 Jahre altes Kind, *Mitte:* 3 Nasotrachealtuben für ein 4 Monate, 1 und 3 Jahre altes Kind, *rechts* ein COLE-Tubus für ein 8 Monate altes Kind, *rechts außen* ein 10-Pfennigstück zum Größenvergleich.

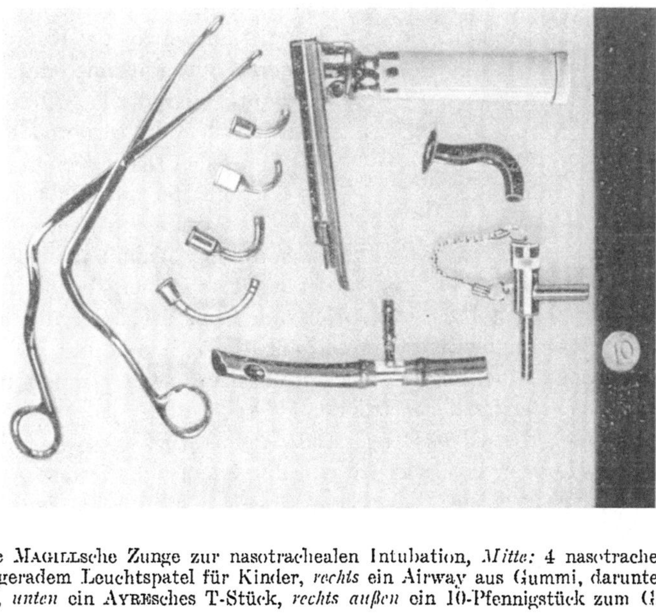

Abb. 2. *Links* die MAGILLsche Zunge zur nasotrachealen Intubation, *Mitte:* 4 nasotracheale Konnexstücke, Laryngoskop mit geradem Leuchtspatel für Kinder, *rechts* ein Airway aus Gummi, darunter ein orotracheales Konnexstück, *unten* ein AYREsches T-Stück, *rechts außen* ein 10-Pfennigstück zum Größenvergleich.

luft mit Sauerstoff angereichert und die ausgeatmete Kohlensäure, die sich infolge des kleinen Atemvolumens des Kindes unter der Schimmelbuschmaske ansammeln kann, verdrängt. Nur ganz selten wird es notwendig werden, zur Narkosevertiefung noch zusätzlich vorübergehend Äther *auf* die Maske zu tropfen. Diese Methode kann selbstverständlich auch beim intubierten Patienten angewendet werden, wobei durch den Intratrachealtubus die Atemwege sicher freigehalten werden und eine Aspiration unmöglich gemacht wird.

2. Ayresches *T-Stück.* Dieses sowie die folgenden Geräte können *nur* nach vorheriger Intubation verwendet werden. Es besteht aus zwei T-förmig miteinander verlöteten Metallrohren, von denen das vertikale bei einer Länge von etwa 20—30 mm und einer lichten Weite von etwa 3 mm der Zuleitung des Äther-Sauerstoffgemisches dient, während das horizontale, etwa 2mal 25 mm lange und etwa 6 mm lichte Weite aufweisende Rohr von der Aus- und Einatemluft des Kindes durchströmt wird. Die eine Öffnung wird so knapp wie möglich mit dem Tubusansatzstück verbunden, an die andere Öffnung wird ein 2—6 cm langer Gummischlauch gesteckt. Die Länge dieses Gummischlauches ist vom Alter und damit vom Atemvolumen des Kindes abhängig und bestimmt die Größe der Rückatmung. Das freie Ende des Gummischlauches soll *mehrere* seitliche Öffnungen aufweisen, um auch nach Zudecken des Kopfes mit sterilen Tüchern auf alle Fälle ein ungehindertes Hindurchstreichen der Atemluft zu gewährleisten. Das T-Stück wird mit Heftpflaster in geeigneter Weise - wobei darauf zu achten ist, daß der Intratrachealtubus nicht abgeknickt wird - auf der Stirn des Kindes fixiert.

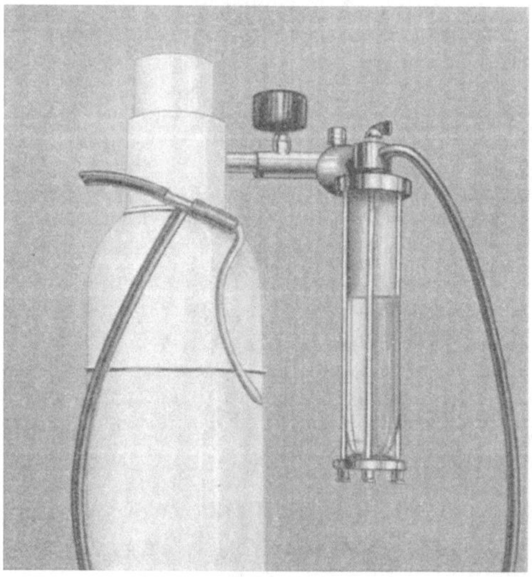

Abb. 3. Sauerstoffflasche mit Reduzierventil, Äthersprudelflasche, Gummischlauch zur Zuleitung des Äther-Sauerstoffgemisches und Ayresches T-Stück mit Nasotrachealtubus — eine komplette Narkoseapparatur zur nasotrachealen Narkose.

Bei dieser Anordnung kann der Anästhesist weiter vom Kopf des Kindes abrücken und sitzt, um die Operateure z. B. bei einem Eingriff im Bereich des Kopfes nicht zu behindern, am Fußende des Patienten. Er legt unter den sterilen Abdecktüchern eine Hand flach auf Brust und Bauch des Kindes, um jeden Druck von seiten der Operateure abzuhalten und zugleich eine Kontrolle über die Atmung zu haben.

3. Ayresches *T-Stück mit Atembeutel.* Diese Anordnung benutzt man dann, wenn man damit rechnen muß, daß die Spontanatmung des Kindes vorübergehend ausfallen könnte. Hier wird der das Äther-Sauerstoffgemisch zuführende Gummischlauch durch einen kleinen Atembeutel (Fußballblase) hindurchgeführt und auf dieser Strecke mit mehreren Löchern versehen. Wird jetzt eine manuelle Beatmung erforderlich, so komprimiert der Anästhesist rhythmisch den infolge des engeren Einströmkanals am T-Stück ja geblähten Atembeutel und verschließt zugleich jedesmal das freie Ende des T-Stückes, so daß das zugeführte Narkosegemisch in die Lungen gedrückt wird. Zum Exspirium werden Atembeutel und T-Stück-Öffnung wieder freigegeben. Es erfolgt also eine Beatmung im *halboffenen* System. Die Größe des Abstandes des Atembeutels vom T-Stück ist belanglos, da ja in den Atembeutel eine Rückatmung nicht erfolgt.

4. Digby-Leigh*sches Doppelventil.* Es stellt eine auf engsten Raum zusammengebaute Kombination eines Ein- und Ausatemventiles dar, die direkt auf den Endotrachealtubus aufgesteckt wird. In das Lumen eines kurzen und dünnwandigen Rohres, das mit dem Konnexstück verbunden wird, ist ein Einatemventil eingebaut, das bei der Inspiration dem in das freie Rohrende zugeführten Narkosegemisch Zutritt gestattet, bei der Exspiration

aber schließt. Zwischen diesem Ventil und dem Konnexstück ist in die Wand des Rohres ein Ausatemventil eingelassen, das bei der Exspiration des Säuglings die ausgeatmete Luft ins Freie streichen läßt. Auch hier handelt es sich also um ein *halboffenes* System. Wie die beiden vorigen Geräte ist es nur bei erhaltener Spontanatmung zu verwenden.

5. *Membranventil.* Es dient speziell für die *passive Beatmung* des Patienten im *halboffenen* System, also einer Methode, deren Durchführung bei Verwendung der unter Punkt 2, 3 und 4 erwähnte Narkosegeräte nur unter Schwierigkeiten möglich ist. Bei der (spontanen) Exspiration des Säuglings wölbt die Ausatmungsluft eine Gummimembran (Handschuhgummi) so vor, daß sie dadurch selbst ins Freie strömen kann; bei der — manuellen — Inspiration aber wird das Narkosegemisch durch Kompression des Atembeutels sowohl hinter diese Membran in einen geschlossenen Raum als auch in den Trachealtubus gedrückt, die Membran schließt jetzt den Tubus gegen die Außenluft ab und verwehrt dem in die Lungen gedrückten Narkosegemisch den Weg ins Freie. Ein zusätzliches Einatemventil sichert durch Zufuhr von Frischluft bei *Spontanatmung* ein genügend großes Luftvolumen. Das Membranventil wird je nach Konstruktion entweder direkt am Tubus des Kindes fixiert oder — mit dem Tubus durch ein Kreislaufsystem verbunden — in größerer Entfernung vom Patienten aufgestellt.

Alle bisher erwähnten Systeme arbeiten ohne oder doch nur mit einer sehr geringen Rückatmung, eine Gefährdung des Kindes durch Hyperkapnie fällt also von vornherein weg.

6. *Pendelsystem.* Man verwendet eine verkleinerte Ausführung des auch beim Erwachsenen gebräuchlichen to-and-fro-Systems. Es gestattet die manuelle Beatmung im *geschlossenen* oder *halbgeschlossenen* System, ist also an die Verwendung von Absorberkalk gebunden und arbeitet mit mehr oder weniger großer Rückatmung. Das Verbindungsstück zwischen dem Endotrachealtubus und dem Absorberkanister muß wegen des sonst möglichen Kohlensäurestaues gerade bei Säuglingen sehr kurz gehalten werden. Als Vorteil gegenüber dem Kreisatmungssystem mag der geringe Atmungswiderstand infolge Fehlens der Ventile sowie der geringere Wärmeverlust angeführt werden, als Nachteil die leichtere Inhalation von Staubteilchen aus dem tubusnahen Absorberkanister.

7. *Kreisatmungssystem.* Es soll beim Säugling nur dann angewendet werden, wenn die — sehr leicht gehenden — Ventile *direkt* in das tubusnahe Y-Stück eingebaut sind; anderenfalls besteht angesichts des kleinen Atemvolumens des Säuglings die Gefahr, daß die Ventile infolge der Elastizität der Atmungsschläuche nur mangelhaft oder überhaupt nicht geöffnet werden und es somit zur Anhäufung von Kohlendioxyd kommt. Auch dieses System gestattet die Beatmung im geschlossenen oder halbgeschlossenen Kreislauf.

Die Möglichkeit der Entstehung einer Hyperkapnie ist bei den beiden letzterwähnten Systemen natürlich gegeben.

*Von der Kombination eines der unter 2—7 erwähnten Narkoseapparate mit einer dichtsitzenden Narkosemaske muß wegen des zu großen toten Raumes zwischen Gesicht und Maske und der daraus wieder resultierenden Hyperkapniegefahr abgeraten werden.*

## Narkosetiefe

Ihre Erkennung ist beim Säugling schwieriger als beim Erwachsenen. Corneal- und Larynxreflex verschwinden rascher, während sich die Pupillengröße etwa wie beim Erwachsenen verhält. Das wichtigste Zeichen ist die Art der Atmung: wird sie klein, unregelmäßig und schnappend, so droht Gefahr durch Überdosierung, während eine kräftige Atmung mit Betonung des Exspiriums für eine Abflachung der Narkose spricht.

Für die meisten Eingriffe wird es genügen, die Narkose so zu steuern, daß die Larynxreflexe eben erloschen sind (Stadium III/1—III/2). Eine größere Vertiefung der Narkose wird jeweils nur zur Intubation erforderlich sein.

## Blutersatz während der Operation

Wenn man bei einer Operation mit einem größeren Blutverlust rechnen muß, so ist es zweckmäßig, an einer Knöchel- oder Unterschenkelvene eine Venae sectio durchzuführen und eine Kanüle einzubinden, an die ein Dauertropfgerät angeschlossen wird. Als Blutersatz kommen alle auch sonst verwendeten kristalloiden und kolloidalen Lösungen in Betracht. Die Menge des zu ersetzenden Blutes bestimmt man am besten durch Abwiegen aller blutgetränkten Tupfer.

Wurde während der Operation ein intravenöser Blutersatz nicht durchgeführt, so ist es zweckmäßig, post op. eine entsprechende Menge physiologischer Kochsalzlösung und Vitamin C und — falls erforderlich — auch Kreislaufmittel als subkutane Infusion zu geben.

## Zur postoperativen Nachbehandlung

wird der Säugling — schon wegen der Ernährung — am besten auf eine Säuglingsstation verlegt. Größte Beachtung ist dem Wasserhaushalt zu schenken.

Meist überstehen Säuglinge auch größere Eingriffe erstaunlich gut.

*Die Indikationen zur Intubation des Säuglings* sind:

Operationen im Thorax.

Größere Operationen im Abdomen.

Operationen im Bereich des Halses und Kopfes, vor allem aber in der Mund- und Nasenhöhle.

Bei entsprechender Erfahrung des Anästhesisten wird man bei der Indikationsstellung großzügiger sein können, zumal die endotracheale Intubationsnarkose doch nicht zu übersehende Vorteile bietet.

# Klinik der Muskelrelaxantien

von Dr. H. Bertram
Chirurgische Universitätsklinik der Charité, Berlin

Seit Jahrhunderten ist das *Curare* als Pfeilgift südamerikanischer Indianerstämme bekannt. Seine selektive Wirkung auf die Nerv-Muskelverbindungen bot Klinikern wie Pharmakologen stets eine Fülle von Anregungen. Zahlreiche Versuche, es in den Arzneischatz aufzunehmen, sind bekanntgeworden (Behandlung der Krampfzustände beim Tetanus und bei der Lyssa). Seine mögliche Verwendung in der Anästhesie wurde schon Anfang dieses Jahrhunderts geprüft. Ich erinnere nur an die Versuche Läwens und die experimentellen Untersuchungen im Böhmschen Pharmakologischen Institut in Leipzig. Seine breitere Verwendung scheiterte aber immer an der Unmöglichkeit, das wirksame Alkaloid rein darzustellen. Das gelang 1935 King, doch standen ausreichende Mengen erst nach den Arbeiten Griffiths seit 1942 für die Klinik zur Verfügung. Seitdem hat das Curare bei den in dieser Zeit entwickelten modernen Narkoseverfahren mit der Möglichkeit der künstlichen Beatmung ausgedehnte Verwendung gefunden. Bei längerem Gebrauch und weiteren experimentellen Untersuchungen stellten sich jedoch Nebenwirkungen heraus, die nach anderen synthetischen Stoffen suchen ließen, die frei von diesen Nebenerscheinungen sind. Seit 1948 sind nun mehrere synthetische, muskelerschlaffende Mittel entdeckt und in die Anästhesie eingeführt worden. Es liegen schon ganze Serien von Erfahrungsberichten vor.

Es stehen uns heute drei in Angriffspunkt und Wirkungsmechanismus unterschiedliche Gruppen von Muskelerschlaffungsmitteln zur Verfügung. Und zwar:

1. die *Mittel der Curaregruppe* (d-Tubocurarinchlorid, Dimethyl-d-tubocurarinchlorid und die Phenoläther) mit ihrem Angriffspunkt an den neuromuskulären Synapsen. Diese Mittel wirken durch Verdichtung der Endplatten in der Form, daß diese weder durch Azetylcholin noch durch den Endplattenstrom depolarisiert, d. h. erregt werden können.
2. Die *Mittel der Dekamethoniumgruppe* ($C_{10}$, Bernsteinsäurecholinester), die ebenfalls an den neuromuskulären Synapsen angreifen, aber dadurch wirken, daß sie die Endplatte depolarisieren, und zwar so stark, daß es zu einer lokalen Dauererregung kommt, die jede andere Reizübertragung an dieser Stelle unmöglich macht.
3. Die *Gruppe der Glyzerinäther* (My 301, Myanesin, Myocain usw.), die an den Rückenmarkssynapsen und vielleicht auch am Hirnstamm angreifen.

Auf die pharmakologischen und physiologischen Einzelheiten einzugehen versage ich mir, da über sie, soweit sie überhaupt endgültig geklärt sind, ausgezeichnete Arbeiten von berufenerer Seite vorliegen. Es sollen hier nur die klinischen Daten, die Erfahrungen mit den Erschlaffungsmitteln und ihre Indikationsgebiete in der Klinik mit ihren Vor- und Nachteilen aufgezeigt werden.

Vorausgeschickt sei, daß es ein Versagen der Muskelerschlaffungsmittel wohl nicht gibt, und daß man mit jedem zur Verfügung stehenden Mittel jeden Grad von Muskelerschlaffung erreichen kann. Die Erreichung des gewünschten Effektes ist nur eine Frage der Dosierung. Eine Ausnahme bildet vielleicht das My 301.

Die Unterschiede zwischen den einzelnen Mitteln bestehen klinisch in:

1. der verschieden langen Wirkungseintrittszeit und der Wirkungsdauer,
2. der verschieden großen Menge, die zur Erreichung des gleichen Effektes erforderlich ist,
3. der therapeutischen Breite, d. h. in der Spanne, die zwischen abdomineller und thorakaler Lähmungsdosis besteht,
4. der Häufigkeit und der Schwere der Nebenwirkungen,
5. dem Vorhandensein eines Antidots,
6. der Wirtschaftlichkeit, wobei der letzte Punkt nur bei sonstiger Gleichwertigkeit der Präparate Berücksichtigung finden sollte.

Das *d-Tubocurarinchlorid* ist trotz mancher, inzwischen bekanntgewordener gegenteiliger Meinung, für uns auch heute das dominierende Mittel in der Thoraxchirurgie. Wir halten es für das sicherste Mittel, um eine totale Apnoe zu erreichen, d. h. nicht nur die Interkostalmuskulatur, sondern auch das Zwerchfell absolut ruhigzustellen, ein Zustand, der zwar auch in der Thoraxchirurgie nicht immer unbedingt erreicht werden muß, bei Arbeiten am Unterlappen, am Zwerchfell und an der Cardia aber als angenehm empfunden wird. Außerdem halten wir die lange Wirkungsdauer und die völlige Atemlähmung mit künstlicher Beatmung für den Gasaustausch am günstigsten. Es ist bekannt, daß das Abklingen der Wirkung des Relaxans eine gesteigerte Reflexerregbarkeit herbeiführt, die zu einer labilen Kreislaufsituation, besonders bei zu flacher Narkose, führen kann. Hinzu kommt, daß in der Phase der abklingenden Wirkung die künstliche Atmung erschwert und damit der Gasaustausch unzureichend sein kann. Die geringe therapeutische Breite des Curarins stört in der Thoraxchirurgie nicht, da man ja sowieso eine Atemlähmung erreichen will.

Wir haben keine ernsten Komplikationen, die auf das Curare zurückzuführen wären, erlebt, doch mahnen die Angaben in der Literatur zur Vorsicht. Irmer berichtet von vier spastischen Komplikationen im Bereich des Larynx oder der Bronchien bei 2000 Narkosen, Kotz von vier bei 500. Diese führten zu Gasaustauschstörungen mit Zyanose. Durch Vertiefung der Narkose und Antistingaben und eventuell höhere Curaredosierung können diese Komplikationen beherrscht werden. Der häufig beobachtete Blutdruckabfall, der auch im isolierten Selbstversuch bestätigt worden ist, ist meist nur flüchtig und bedarf keiner besonderen Intervention. Das gleiche gilt für die anfangs verlängerte Gerinnungs- und Thrombinzeit. Beide Erscheinungen werden wie die spastischen Komplikationen als Histamineffekt gedeutet.

Die Recurarisierung, d. h. Wiedereintritt von Lähmungserscheinungen mit Atemstörungen nach schon vorher völliger Wiederherstellung der Muskeltätigkeit, wird beschrieben. Die Patienten bedürfen deshalb in den ersten postoperativen Stunden genauester Überwachung.

Als Antidot stehen uns das Eserin, das Prostigmin und das Tensilon zur Verfügung. Wir haben in etwa 2—3% aller Curarenarkosen ein Antidot verwendet. Man kann fast ganz ohne ein Gegenmittel auskommen, wenn man in der letzten Operationsstunde wenig oder gar kein Curare nachspritzt. Verwendet man Prostigmin, so sollte immer Atropin vorausgegeben werden.

In der Literatur sind etwa 30 auf Curare zurückgeführte Todesfälle bekanntgeworden (zusammengestellt von Frey). Die angegebenen Todesursachen bestehen vorwiegend in Atemkomplikationen, wie zentraler Atemstillstand, Atelektase, Lungenkollaps, Hypoxie, Bronchospasmen, Aspiration. Nur zwei Fälle sind auf Kreislaufversagen zurückgeführt. Es wird immer sehr schwer sein, eine letale Komplikation auf das Curare allein zurückzuführen, da die moderne Narkose ein Komplexvorgang ist und man klinisch nur in den seltensten Fällen *ein* Mittel für den Ausgang verantwortlich machen kann. Der pathologische Anatom kann die Komplikationen meist gar nicht erklären. Lungenkollaps und

Atelektase, zwei Begriffe, die der Pathologe auch heute noch nicht klar gegeneinander abgrenzt, sind auch bei Narkosekomplikationen bekanntgeworden, bei denen kein Curare zur Anwendung gebracht wurde. Ein Zusammenhang zwischen Exitus und Curareinjektion ist unseres Erachtens nur bei einer unmittelbaren zeitlichen Aufeinanderfolge anzunehmen.

Die *Gruppe der Phenoläther* (Flaxedil, Tricuran, Syntubin) zeichnet sich durch eine größere therapeutische Breite aus, d. h. die Lähmung der Atemmuskulatur tritt erst nach größeren Dosen des Erschlaffungsmittels ein, ein Vorteil, der sie besonders bei Eingriffen im Abdomen empfiehlt. Die Zahl der Nebenwirkungen ist kleiner, die Histaminfreisetzung ist um 60 bis 80% geringer als beim Curare. Spasmen der Bronchialwege wurden nur in ganz wenigen Fällen und dann auch nur leichterer Natur beobachtet. Im Gegensatz zum Curare tritt nach der Injektion des Flaxedils fast immer ein Blutdruckanstieg und eine Tachycardie auf, die auf Vaguslähmung zurückgeführt werden. Eine totale Apnoe zu erreichen, kann mit diesem Mittel sehr schwer sein und erfordert eine höhere Dosierung. Zürn berichtet von Mengen bis 480 mg für einen mit Apnoe verbundenen Eingriff. Von einigen Seiten wird Ausschaltung aller Hypertoniker, Coronarsklerotiker und Nierenerkrankungen von der Verwendung der Phenoläther gefordert, um Komplikationen durch die zu erwartende Blutdrucksteigerung und Retention des Mittels zu vermeiden, da es fast unverändert durch die Nieren ausgeschieden wird. Als Antidot kommt bei dem gleichen Wirkungsmechanismus wie beim Curare Prostigmin in Frage, doch haben wir es beim Tricuran niemals gebraucht, die kurze Wirkungsdauer von 15—25 Minuten macht es nicht erforderlich.

Das *Dekamethonium* ($C_{10}$-Dekacuran, Curalysin usw.) hat eine etwa 3—5mal stärkere Erschlaffungswirkung als das Curare und besitzt ebenfalls eine große Sicherheitszone zwischen paralysierender und apnoischer Dosis. Das Zwerchfell ist mit diesen Mitteln nur sehr schwer auszuschalten und scheiden sie daher für die Thoraxchirurgie aus. Von einigen Autoren wird angegeben, daß auch der Tonus der abdominellen Flankenmuskulatur lange erhalten bleibt. Sein Anwendungsgebiet ist daher auch vorwiegend die abdominelle und Extremitätenchirurgie.

Ein Antidot für den klinischen Gebrauch gibt es bei uns zur Zeit nicht. Das gegensinnig wirksame Pentamethonium verbietet sich wegen der starken blutdrucksenkenden Komponente. In der amerikanischen Literatur werden in letzter Zeit zwei Präparate als Antidot angegeben. Kreislaufwirkungen sind nicht beobachtet.

Unbestritten und fast überall angewandt sind die Vorteile der *Bernsteinsäurecholinester*, die vor etwa 2 Jahren in die Narkosepraxis eingeführt wurden (Succinylcholin, Celocurin, Curacholin, Pantolax, Myo-Relaxin). Die Präparate zeichnen sich durch einen extrem schnellen Wirkungseintritt mit der Möglichkeit, eine totale Apnoe zu erreichen, und durch ein sehr rasches Abklingen der Wirkung aus. Ihr Anwendungsgebiet in der Narkosetechnik ist heute schon ziemlich klar umrissen. Der Intubationsvorgang wird durch die schnell eintretende totale Lähmung technisch wesentlich erleichtert, da die Reflexe völlig ausgeschaltet sind, die Erschlaffung ideal ist und die Stimmritze weit offen steht. Ernstere Komplikationen sind offenbar sehr selten. Soweit ich es übersehe, wird einmal in der Literatur vom Auftreten von tonisch-klonischen Krämpfen nach 20 mg Lysthenon gesprochen, die zum tetanischen Anfall führten. Der Anfall ließ sich durch Kalziuminjektion koupieren. Kreislaufwirkungen sind nicht bekannt. Spastische Komplikationen von seiten des Bronchialbaumes wurden nicht beobachtet. Der Abbau des Succinylcholins erfolgt durch Spaltung durch Cholinesterasen sehr schnell, so daß auch eine Überdosierung unschädlich ist. Wir selbst haben bei schwierigen anatomischen Verhältnissen und mißglücktem Intubationsversuch in 15 Minuten 300 mg Succinylcholin injiziert, ohne Nebenwirkungen zu sehen. Als harmloses Ereignis kann man eine flüchtige Urticaria ansehen, die als Überempfindlichkeitsreaktion gegen den Halogenanteil gedeutet werden kann. Seine Anwendung im intravenösen Dauertropf eignet sich auch für länger dauernde Eingriffe, doch haben wir hiervon nie Gebrauch gemacht, da uns die nicht ganz exakte Dosierung bei diesem Vorgehen störte. Ein Antagonist ist nicht bekannt, wird aber auch nie benötigt.

Die Gruppe der *Glycerinäther* (Myanesin, My 301, Myocain) ist etwas belastet durch die anfänglichen Mißerfolge, die bei der Einführung des Myanesins bekanntgeworden sind. Wir selbst haben einen solchen Fall mit tödlichem Ausgang beobachtet, in dem es unmittelbar nach der Injektion zum Exitus kam. Es handelte sich dabei um eine starke intravasale Hämolyse, die auf den Lösungsvermittler der Präparate zurückgeführt wurde. Die neueren Präparate, wie der Guajakol-Glycerinester (My 301), zeigen diese Nebenwirkungen nicht mehr. Von vielen Seiten wird den Präparaten dieser Gruppe eine weitgehende Sicherung gegen Atemlähmung nachgesagt, doch mehren sich in letzter Zeit die Stimmen, besonders von erfahrenen Anästhesisten, die die sichere Schonung der Atemmuskulatur nicht anerkennen. Tatsache ist, daß große Mengen (bis 1470 ccm = 73,2 g) ohne wesentliche Beeinträchtigung der Atmung gegeben worden sind. Sein Anwendungsbereich liegt besonders in der Extremitätenchirurgie. Ein Antidot ist nicht bekannt (evtl. Gruppe der zentralen Analeptika).

Zur *Dosierung* der Muskelerschlaffungsmittel werden immer wieder Faustregeln angegeben, die aus der Relation zum Körpergewicht abgeleitet werden. Diese sind aber nicht sehr verläßlich. Wir gehen heute so vor, daß wir auf eine Testung mit kleinsten Dosen verzichten und dann nach Beurteilung des Allgemeinzustandes und der Ausbildung der Muskulatur erfahrungsgemäß eine Dosis wählen, die unter der zu erwartenden ausreichenden Dosis liegt. Das sind beim Curare etwa 9—12 mg, bei den Phenoläthern 60—80 mg, beim Dekamethonium 3—4 mg, beim Succinyl 60—70 mg. Sollte der Muskelerschlaffungseffekt danach nicht ausreichen, so kann man jederzeit kleinere Dosen nachinjizieren. Die Wirkungsdauer beträgt beim Curare 40—50 Minuten, beim Flaxedil 20—30 Minuten, beim $C_{10}$ 10—25 Minuten, dann muß nachgespritzt werden. Die Mittel der Curaregruppe neigen zur Kumulation und müssen daher in wesentlich geringerer Dosierung nachinjiziert werden. Beim Dekamethonium sind keine Kumulationseffekte bekanntgeworden. Die Wirkung der Präparate der Curaregruppe wird durch Ätherverwendung potenziert, eine Tatsache, die bei der weiteren Dosierung ebenfalls berücksichtigt werden muß. Eine Potenzierung der Dekamethoniumwirkung durch Äther ist unbedeutend oder gar nicht vorhanden. Von Köhler wird eine solche durch Lachgas behauptet.

Eine wichtige Frage ist die, ob man bei der Verwendung von Muskelerschlaffungsmitteln auch bei Eingriffen außerhalb des Thorax intubieren soll. Wir sind der Ansicht, daß man dies nicht in jedem Falle zu tun braucht, doch muß die Möglichkeit zur Intubation auf jeden Fall gegeben sein, da es derartig große Schwankungen in der individuellen Verträglichkeit der Muskelerschlaffungsmittel gibt. Wir haben z. B. mit 9 mg Curarin eine Lobektomie in totaler Apnoe bei einer Operationsdauer von 100 Minuten durchgeführt und haben auch beim Succinylcholin verlängerte Lähmungszeiten bis zu 30 Minuten gesehen. In der Literatur wird sogar eine Lähmungsdauer von 60 Minuten bei 100 mg Succinylcholin angegeben.

## Diskussionen

Dr. U. Strahl
Assistenzarzt, Chirurgische Abteilung des städtischen Krankenhauses, Berlin-Buch

Gestatten Sie mir bitte, über unsere Erfahrungen mit der Intubationsnarkose unter Mitwirkung von Relaxantien zu berichten. Wir konnten an der Chirurgischen Klinik des städtischen Krankenhauses Berlin-Buch seit Juni d. J. diese Anästhesiemethode bei 105 Operationen anwenden. Im einzelnen handelte es sich um folgende Eingriffe:

3 Ösophagusoperationen
66 Operationen am Magen und an den Gallenwegen
18 Operationen an den Harnwegen
11 sonstige Laparotomien
7 Versorgungen von großen Bauchnarbenhernien, Strumektomien und Operationen an den Extremitäten.

Die Einführung eines kurz wirkenden Relaxans, das uns in der DDR als Bernsteinsäure-bis-cholinesterbromid zur Verfügung steht, bedeutete auch für uns eine große Erleichterung, nachdem wir vorher bei der Intubation in tiefer Äthernarkose häufig mit Schwierigkeiten zu kämpfen hatten.

Eine prolongierte Wirkung, wie sie von mehreren Autoren mitgeteilt, von Bourne als durch eine Verminderung der Plasmacholinesterase bedingt erkannt wurde, konnten wir bei der relativ geringen Zahl nicht beobachten. Zyanose trat in keinem Fall auf, da wir vor und nach der Intubation mit reinem Sauerstoff beatmeten.

Beim Tricuran und Dekacuran möchten wir uns auf einige Beobachtungen beschränken, da über ihre Wirkungsweise, Dosierung usw. bereits berichtet wurde.

Nach Gaben von Tricuran, das chemisch dem Flaxedil entspricht, sahen auch wir in fast der Hälfte der Fälle eine Steigerung der Pulsfrequenz. Dagegen konnten wir kaum Erhöhungen des Blutdruckes feststellen, wie sie von Matthes beobachtet wurden, die eindeutig auf die Tricurangabe zu beziehen waren, obwohl wir Blutdruck und Pulsfrequenz regelmäßig in Abständen von mindestens 5 Minuten kontrollierten. Die Tachycardie klang ½—1 Stunde nach der letzten Tricurangabe ab, ohne daß wir von ihr Nachteile sehen konnten. In wenigen Fällen machte eine zu flache Atmung am Ende der Operation die Anwendung des Antidotes Neoeserin notwendig. Die Wirkung trat immer prompt ein. Bei wachsender Erfahrung wurde die Anwendung immer seltener notwendig.

Das Dekacuran, ein Dekamethoniumpräparat, wurde von uns in nur 5 Fällen angewendet, da wir von vornherein das Fehlen eines wirksamen Antidotes als wesentlichen Mangel empfanden. In diesem Zusammenhang möchte ich über einen Einzelfall eingehender berichten. Es handelte sich um einen 53jährigen Patienten, der sich wegen einer fast kompletten Pylorusstenose einer Magenresektion unterziehen mußte. Da uns die Versuchsmengen an Myorelaxin zeitweise ausgegangen waren, entschlossen wir uns nach dem Vorschlag mehrerer amerikanischer Autoren zur Intubation in Evipan-Dekacuran. Zur Ausführung der Intubation mußten wir nach Einleitung mit 0,4 g Evipan 5,6 mg bzw. 7 ccm Dekacuran injizieren, ehe die nötige Erschlaffung eingetreten war. Im Laufe der nächsten 2½ Stunden war bei einem Ätherverbrauch von etwa 40 g eine Applikation von weiteren 8,8 mg Dekucuran notwendig. Insgesamt erhielt der Patient also 14,4 mg. Diese hohe Dosis erklärt sich durch krampfartige Zwerchfellkontraktionen, die trotz Hyperventilation immer wieder auftraten und die technisch schwierige Präparation und Versenkung des Duodenums erheblich störten. Bei Beendigung der Operation war die Atmung ausreichend, die letzte Dekacurangabe lag etwa 40 Minuten zurück. Auf Anruf bemühte sich der Patient, die Augen zu öffnen, ohne daß ihm das gelang. Da bei der Trachealtoilette Hustenstöße zu beobachten waren, wurde extubiert. Etwa 1 Stunde nach der letzten Dekacurangabe streckte Patient auf Aufforderung mit sichtlicher Mühe die Zunge heraus, lallte einige unverständliche Worte — man merkte, daß er sich verständlich machen wollte —, es bestand noch immer eine Ptose, die Extremitäten waren noch völlig gelähmt. Nach einer weiteren Stunde konnte der Patient mühsam die Augen öffnen, er erkannte seinen Stationsarzt, die Sprache war noch immer verwaschen, aber immerhin verständlich, die Extremitäten konnten ein wenig bewegt werden. Erst 3 Stunden nach der letzten Dekacuran-Injektion war die Sprache klar verständlich, die Lähmung der Extremitäten im wesentlichen abgeklungen. Zunächst dachten wir bei Beobachtung des Falles an einen posthypoxämischen Zustand, den wir jedoch auf Grund unseres Narkoseprotokolls und des weiteren Verlaufes mit Sicherheit ausschließen konnten. Zusammengefaßt bestand also eine Lähmung der Muskulatur des Kopfes und der Extremitäten von 2½ Stunden Dauer nach Einsetzen der Spontanatmung. Wir können nicht glauben, daß sich bei größerer Erfahrung derartige Zwischenfälle in jedem Falle vermeiden lassen, da auch von vielen erfahrenen Anästhesisten über eine verlängerte Wirkungsdauer der Dekamethoniumpräparate berichtet wurde. Abgesehen von den sehr unangenehmen Sensationen, die sich für den Patienten ergeben, und die die moderne Anästhesie in Mißkredit bringen könnten, führt diese prolongierte Wirkung zu Störungen im Ablauf des Operationsbetriebes, da sie natürlich sorgfältige Überwachung durch einen erfahrenen Arzt verlangt. Wir werden daher das Dekacuran nicht mehr anwenden, zumal wir beim Gebrauch des Tricurans keine ernsthaften Zwischenfälle erlebten, die diesem zur Last gelegt werden könnten. Wir haben jedoch die Absicht, an Patienten, bei denen die Kreislaufwirkung des Tricuran unerwünscht scheint, Myorelaxin im Dauertropf zu erproben, ein Verfahren, über dessen Vorteile in zunehmendem Maße berichtet wird.

Dr. W. Schäfer
Chirurgische Universitätsklinik, Jena

Herr Bertram hat bereits in seinem Referat über die pharmakologischen Grundlagen und die klinische Verwendbarkeit der kurzwirkenden Muskelrelaxantien vom Typ der Bis-cholinester der Bernsteinsäure berichtet.

Wir möchten in diesen Diskussionsbemerkungen auf die Erfahrungen mit dem Versuchspräparat HL 8606, einem Bis-cholin-succinat-dichlorid-dihydrat, eingehen. Dieses Mittel wurde unserer Klinik im Februar 1953 von den Deutschen Hydrierwerken VEB Rodleben zur klinischen Erprobung übergeben.

Wir haben das Präparat HL 8606, das unter der Bezeichnung „Succicuran" in den Handel kommen wird, außer bei über 500 Elektrokrampfbehandlungen bei insgesamt 289 Patienten unseres chirurgischen Krankengutes im Alter von 1½—80 Jahren zur Anwendung gebracht.

Unter der muskelerschlaffenden Wirkung des Versuchspräparates HL 8606 wurden nach vorausgeschickter Gabe eines intravenösen Narkotikums die Patienten intubiert. Bei 268 Patienten wurden in endotrachealer Narkose folgende Operationen vorgenommen:

95 intrathorakale Eingriffe,
18 Zweihöhlenoperationen,
105 abdominelle Eingriffe,
22 urologische Operationen,
16 neurochirurgische Eingriffe,
12 Knochen- und Gelenkoperationen.

Bei weiteren 8 Patienten wurde in oberflächlicher Intubationsnarkose unter dem muskelrelaxierenden Effekt von HL 8606 die Bronchographie, bei 12 Patienten die Bronchoskopie durchgeführt. Bei einer Patientin nahmen wir die Reposition einer schweren doppelseitigen Hüftpfannenbodenfaktur mit zentraler Luxation unter laufender Gabe des Präparates vor. Durch Anwendung des Mittels im intravenösen Dauertropf wurde bei 30 der 105 abdominellen Eingriffe die Muskelerschlaffung während der gesamten Operationsdauer erzielt.

Die von von Dardel und Thesleff für das Celocurin angegebene Dosierung hat auch für das HL 8606 ihre Gültigkeit.

Zur Intubation verabreichten wir nach vorheriger Gabe einer Einschlafdosis eines intravenösen Barbiturates das Präparat HL 8606 in einer Menge von durchschnittlich 1,0 mg/kg Körpergewicht. Bei der Elektrokrampfbehandlung kamen wir mit einer Dosierung von 0,4—0,7 mg/kg Körpergewicht gut aus. Die zur Intubation erforderliche Maximaldosis betrug 110 mg, bei Bronchographien und Bronchoskopien bis 200 mg. Insgesamt 400 mg wurden bei der oben erwähnten Frakturreposition in fraktionierten Dosen gegeben. Bei den 30 Anwendungen im intravenösen Dauertropf lagen die Gesamtmengen zwischen 280 und 540 mg.

Als einzige faßbare Nebenwirkung sahen wir bei 11 Fällen etwa ½ Minute nach Injektion ein sich rasch entwickelndes makulöses Exanthem auftreten. Diese fleckigen Hautrötungen klangen nach wenigen Minuten wieder ab. Nachweisbare Wirkungen auf Herz und Kreislauf waren nicht zu verzeichnen. Laryngo- oder Bronchospasmen haben wir nicht beobachtet. Eine echte Überempfindlichkeit gegen das Präparat HL 8606 ist bei unseren Fällen nicht in Erscheinung getreten. Postoperative Komplikationen, die dem verwandten Mittel zur Last gelegt werden könnten, waren nicht zu verzeichnen.

Auf Grund unserer Erfahrungen halten wir das Präparat HL 8606 den bisher gebräuchlichen kurzwirkenden Muskelrelaxantien für ebenbürtig. Bei der Anwendung des Präparates HL 8606 muß, auch bei Verabfolgung kleinster Dosen, die Möglichkeit zur sofortigen künstlichen Beatmung gegeben sein.

Dr. L. Barth
Anästhesist, Geschwulstklinik der Deutschen Akademie der Wissenschaften, Berlin-Buch

Wie Herr Bertram zu Beginn seines Vortrages betonte, ist ein Versagen der an der neuromuskulären Verbindung angreifenden Muskelrelaxantien praktisch ausgeschlossen. Die Erreichung des erwünschten Erschlaffungszustandes ist jedoch *nicht nur* eine Frage der Relaxansdosierung, sondern weitgehend auch abhängig von der jeweiligen Narkosetiefe.

Der amerikanische Anästhesist S. M. Smith erzielte in seinem bei vollem Bewußtsein vorgenommenen Curareselbstversuch erst mit 75 mg d-Tubocurarinchlorid (d-TC) eine völlige Apnoe, war aber auch dann noch in der Lage, sich durch Bewegungen der Augenbrauen verständlich zu machen. In Narkose reicht die Hälfte dieser Dosis zur Aufrechterhaltung einer mehrstündigen Atemlähmung aus. An diesem Unterschied kommt der Einfluß der Narkose auf die Relaxanswirkung sehr deutlich zum Ausdruck. Aber auch die verschiedenen Grade der Narkosetiefe haben Einfluß auf das Erscheinungsbild der Lähmung. R. Frey hat den experimentellen

Beweis erbracht, daß die ersten Impulse frequenter, salvenartiger Nervenreize die neuromuskuläre Blockade durchbrechen können. So erklären sich die bei zu flacher Narkose trotz ausreichender Relaxansdosierung auftretenden Muskelkontraktionen, welche den Operationsablauf stören und eine ungenügende Relaxanswirkung vortäuschen. Diese Störungen, die sich in singultusartigen Zwechfellkontraktionen, zu früh aufkommender Spontanatmung oder in anderen Muskelbewegungen äußern, müssen logischerweise mit Narkosevertiefung beantwortet werden und sind durch höhere Relaxansdosierung und häufigere Reinjektionen tatsächlich manchmal nur schwer zu beseitigen.

Wir haben ebenfalls zu Beginn der Erprobung von Tricuran und Dekacuran ähnliche Schwierigkeiten wie Herr Bertram und Herr Strahl gehabt, mit zunehmender Erfahrung aber bald die richtige Relation zwischen Narkosetiefe und Relaxansdosierung gefunden und bei etwa 200 intrathorakalen und mindestens ebenso vielen Oberbauchoperationen *ausnahmslos* eine *völlige Atemlähmung* für die gesamte Operationsdauer mit diesen beiden Mitteln erreicht. Es ist also keineswegs so, daß für die Oberbauch- und Thoraxchirurgie nur d-TC geeignet wäre. Die etwas kürzere Wirkungsdauer von Tricuran und Dekacuran, welche, gemessen an der Dauer der Atemlähmung, im Mittel 25—30 Minuten gegenüber 30—35 Minuten bei d-TC beträgt, stellt eher einen Vor- als einen Nachteil dar, zumal weder Prostigmin noch die weniger wirksamen Substituenten Neoeserin und Eustigmin verläßliche Antidots der Curaringruppe sind.

Da die Reihenfolge der Curarelähmung von dem früher häufig zitierten Schema oft erheblich abweicht und in der Mehrzahl der Fälle die Spontanatmung absichtlich ausgeschaltet wird, ist es eigentlich nicht zweckmäßig, die Spanne zwischen Lähmung der Bauch- und Atemmuskulatur als therapeutische Breite zu bezeichnen. Wenn man dieser Spanne trotzdem eine Bedeutung beimessen will, dann ist sie allerdings am kleinsten bei Dekacuran. Hier beträgt sie etwa 2 mg. Während nämlich mit 2 mg Dekucuran eine Atemlähmung kaum zu erzielen ist, haben wir nach 4 mg in ca. 70% der Fälle eine Zwerchfellähmung beobachtet. Am größten ist diese Spanne bei Tricuran. 40 mg schonen mit ziemlicher Sicherheit das Zwerchfell, während eine Atemlähmung meist erst ab 70 mg zu erreichen ist.

Über die Nebenwirkungen der verschiedenen Relaxantien ist noch kein endgültiges Urteil möglich. Die Vagushemmung durch Tricuran ist schon in kleinen Dosen ziemlich deutlich. Sicherlich tritt aber die von Herrn Bertram hervorgehobene Blutdrucksteigerung durch Tricuran gewöhnlich nur bei sehr flacher Narkose auf, während umgekehrt bei tiefer Narkose deutliche Blutdrucksenkungen nach Tricuran vorkommen können. Beide Möglichkeiten haben wir nur sehr selten und etwa gleich häufig beobachtet.

Ferner muß darauf hingewiesen werden, daß Tricuran und Dekacuran größtenteils unverändert durch die Nieren ausgeschieden werden, während d-TC zum Teil in der Leber und in der Muskulatur abgebaut bzw. inaktiviert werden kann. Ausscheidungsstörungen der Niere erfordern bei diesen drei Präparaten eine zurückhaltende Dosierung. Es besteht überdies Grund zu der Annahme, daß Tricuran und Dekacuran möglicherweise selbst Funksionsstörungen der Niere, welche durch übermäßige Schweißsekretion offenbar kompensiert werden können, verursachen. Die Succinylcholinester werden dagegen bereits im Organismus vollständig inaktiviert. Ihre individuell verschieden lange Wirkungsdauer, die beim Hund z. B. mehrere Stunden betragen kann, wird bestimmt von der Menge und Aktivität der Pseudocholinesterase des Serums und kann durch künstliche Anreicherung dieses Wirkstoffes abgeschwächt und verkürzt werden. Die längste bisher von uns beobachtete Lähmungszeit nach Succinylcholin betrug 25 Minuten.

Diese Tatsachen sind im Hinblick auf die Sicherheit bei der Anwendung von Muskelrelaxantien von besonderer Bedeutung. Nach der nunmehr vollzogenen klinischen Erprobung verschiedener synthetischer Muskelrelaxantien ist zunächst eine zurückhaltende Indikationsstellung und die Bearbeitung mehrerer noch ungeklärter pathophysiologischer Probleme erforderlich.

# Erfahrungen mit Cyclopropan

von Dr. O. Jüngling
Anästhesist, Krankenhaus im Friedrichshain, Berlin

Cyclopropan ist ein aus drei Methylengruppen zusammengesetzter, ungesättigter cyclischer Kohlenwasserstoff mit der Summenformel $C_3H_6$. Es wurde erstmals 1881 (Professor Freund, Lemberg) hergestellt, 1929 als Narkotikum im Tierversuch und 1933 am Menschen erprobt.

Es ist ein farbloses, angenehm süßlich riechendes Gas, schwerer als Luft, in Wasser fast unlöslich, dagegen leicht löslich in Lipoiden. Es wird in Aluminiumflaschen unter 5 atü in flüssiger Form aufbewahrt und über Reduzierventil und Rotameter oder einen ähnlichen Gasmesser abgenommen. 28 g flüssiges Cyclopropan geben bei Atmosphärendruck 16 l Gas. An Eisenteilen kann durch katalytische Prozesse Propylen entstehen, das schwere Herzrhythmusstörungen verursacht. Cyclopropan durchdringt Gummi und kann daher nur in Schläuchen aus plastischen Kunststoffen geleitet werden.

Bei einer Konzentration von 4% wirkt es bereits analgetisch; bei 9% schwindet das Bewußtsein, mit 15—25% ist eine chirurgisch brauchbare Narkosetiefe erreicht. Die tödliche Grenzkonzentration (Atemlähmung, Herzflimmern oder -stillstand) liegt bei 45—50%. Es gestattet bei einer nur wenige Minuten dauernden An- und Abflutungszeit die Erreichung jeder Narkosetiefe.

Zur Narkoseeinleitung gibt man 40% Cyclopropan mit 60% Sauerstoff und erniedrigt die Konzentration allmählich oder man beginnt mit 20% und steigert bis 30%, um nach Bewußtseinsverlust die Konzentration wieder zu erniedrigen. Es genügt dabei, die Maske locker auf das Gesicht aufzusetzen oder bei Kindern die Maske neben das Gesicht zu legen.

Cyclopropan reizt die Bronchialschleimhäute nicht und weist auch kaum ein Exzitationsstadium auf. Die Entspannung der Muskulatur ist besser als bei Lachgas, dennoch muß bei abdominalen Eingriffen ein Relaxans mit verwendet werden.

Es führt bei normaler Dosierung weder zur Lähmung der Uterus- und Darmbewegungen noch zur Schädigung parenchymatöser Organe. Es darf nie zugleich mit Adrenalin verwendet werden, da dieses das Myokard sensibilisiert und schwere, tödlich endende Arrhythmien die Folge sein können.

Cyclopropan macht von sich aus schon Arrhythmien, besonders jenseits des Narkosestadiums III/2, und zwar Bradycardie, Extrasystolen und tachycarde Anfälle bis zum tödlichen Herzflimmern. Schutz gegen diese Arrhythmien gewähren Äther in geringer Konzentration, der ständig mit Cyclopropan mitgegeben wird, Novocain intravenös als Dauertropf in 2—4 ‰-Lösung sowie Prämedikation mit Phenothiazinderivaten oder Barbituraten, während Morphium besser vermieden wird, da es die Arrhythmiebereitschaft steigert.

Zur Therapie der Arrhythmien dient Chinidin oder Novocain 1proz., 30—50 ccm langsam i. v.

Häufig sind Arrhythmien ein Zeichen zu tiefer Narkose. Im Stadium III/3 sind sie gefährlich und man muß durch Abflachung der Narkose versuchen, sie zum Verschwinden zu bringen. Im übrigen entsprechen die Zeichen der Narkosetiefe denen unter Äther. Beweglichkeit der Bulbi und die Feuchtigkeit der Augen sind die sichersten Symptome zur Beurteilung der Narkosetiefe. Werden die Augen eben trocken, dann ist die Narkose für chirurgische Eingriffe tief genug.

Cyclopropan erweitert die Kapillaren und kann — besonders während der Anflutungszeit — den Blutdruck erhöhen. Eine vermehrte Sickerblutung aus dem Operationsgebiet ist daher die Folge.

Es dämpft das Atemzentrum, die Atmung wird oberflächlich und verlangsamt und führt dadurch zur Anhäufung von Kohlensäure, die ihrerseits den Blutdruck steigert und den Puls hart und kräftig werden läßt. Wird — nach Beendigung der Operation — der Patient jetzt vom Narkoseapparat getrennt, so kann es durch rasches Abatmen der aufgestauten Kohlensäure zu einem Blutdruckabfall, dem sogenannten „Cyclopropanschock“ kommen, der von einem postoperativen neurogenen oder Entblutungsschock oft nur schwer zu unterscheiden ist. Genau das gleiche Bild bietet jeder Patient, der nach totaler Curaresierung durch längere Zeit hindurch hypoventiliert wurde. Man vermeidet den Cyclopropanschock, indem man gegen Operationsende das Cyclopropan allmählich durch Lachgas ersetzt oder ständig den das Atemzentrum anregenden Äther in kleinen Konzentrationen mitlaufen läßt.

Wegen seines hohen Preises und seiner großen Explosibilität wird Cyclopropan nur im geschlossenen System verwendet. Da es hierbei nur in geringen Mengen durch Undichtheiten des Systems verlorengeht, genügt es, ab und zu für wenige Minuten 50—100 ccm pro Minute zuströmen zu lassen, um die Narkose aufrechtzuerhalten. Bei entsprechender Erfahrung des Anästhesisten kommen Cyclopropannarkosen kaum teurer als Lachgasnarkosen.

Allein nur unter Cyclopropan zu intubieren gelingt nicht immer, da einerseits die Entspannung oft zu gering ist und andererseits die Narkosetiefe zu rasch abnimmt.

Die *Indikationen* zur Verwendung von Cyclopropan sind:

1. Narkoseeinleitung besonders bei Kindern und solchen Patienten, deren Kreislauf die Belastung durch ein Exzitationsstadium oder durch ein intravenöses Barbiturat nicht ertragen würde.

2. Narkosen bei Eingriffen an Herz und Lunge, da hierbei ein die Atemwege nicht reizendes und sauerstoffreiches Narkosegemisch gegeben werden kann.

3. Unfallchirurgische Eingriffe, wobei die Patienten oft schockiert und ausgeblutet und ohne Prämedikation oder sonstige Vorbehandlung auf den Operationstisch kommen.

Als *Kontraindikationen* kommen in Frage:

1. Alle Patienten mit Myokard- und Coronarschäden höheren Grades sowie Menschen höheren Alters. Cyclopropan führt ebenso wie alle chlorhaltigen Narkotika zu einer Verengung der Herzkranzgefäße, so daß die Arrhythmien wenigstens zum Teil hypoxischer Natur sind.

2. Jene Fälle, bei denen eine Milzexstirpation vorgesehen ist, da die Milz unter Cyclopropan groß und blutreich wird.

Explosibel sind Gemische von Cyclopropan mit Sauerstoff, Luft und Lachgas. Eine Explosion kann durch elektrostatische Entladung oder direkte Entzündung an offenen Feuern erfolgen. Zur Vermeidung der elektrostatischen Aufladung müssen alle Metallteile des Narkoseapparates, ferner der Operationstisch und der darauf liegende Patient untereinander leitend verbunden und geerdet sein. Offenes Feuer oder funkengebende Instrumente dürfen unter Cyclopropan nicht verwendet werden.

Statistisch ereignen sich bei 260 000 Cyclopropannarkosen zehn Explosionen mit einem Todesfall.

# Fortlaufende elektrische Kontrolle der Sauerstoffkonzentration und der Körpertemperatur während der Narkose

von Doz. Dr. R. Frey
Leiter der Anästhesieabteilung der Chirurgischen Universitätsklinik Heidelberg

Je mehr Daten über den Verlauf der Narkose und den Zustand des Patienten der Anästhesist exakt und kontinuierlich messen kann, desto sicherer und gefahrloser wird seine

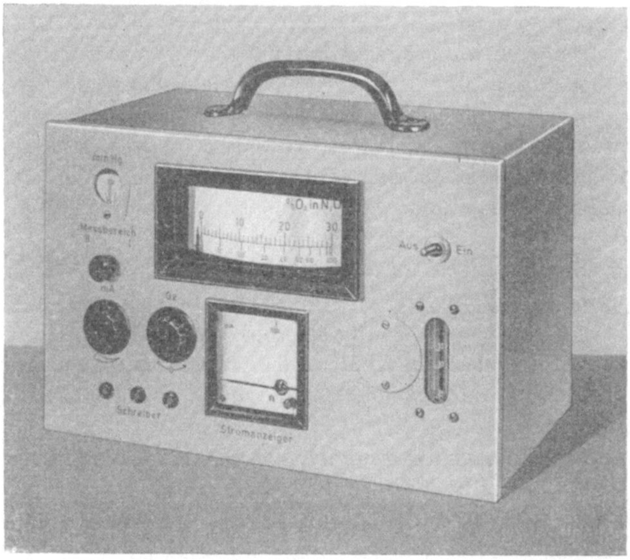


Abb. 1. Das Sauerstoffmeßgerät Oxytest zur fortlaufenden elektrischen Analyse des zirkulierenden Gasgemisches auf dessen Sauerstoffgehalt.

Methode. Wir bemühen uns, zu diesem Zweck Geräte zu schaffen, die nicht nur von theoretischem Interesse für die Forschung, sondern auch praktisch brauchbar sind für den klinisch tätigen Anästhesisten. Zwei dieser Geräte möchte ich Ihnen im Bild vorführen.

a) ein Gerät für die *fortlaufende elektrische Messung des Sauerstoffgehaltes* des inspirierten Gasgemisches (Hersteller: Hartmann & Braun A.G., Frankfurt a. Main).

b) ein Gerät zur *fortlaufenden elektrischen Messung der Körpertemperatur* (Hersteller: Hartmann & Braun A.G., Frankfurt a. Main).

Der elektrische Thermometer schreibt vollautomatisch und kontinuierlich die Temperatur von zwei Kranken auf. Die eine Kurve ist blau, die andere rot. Die fortlaufende Messung, besonders auch während der Anästhesie und bei der künstlichen Hypothermie, erlaubt es, Temperaturschwankungen frühzeitig zu erkennen, und bedeutet außerdem eine wesentliche Entlastung des Pflegepersonals.

Die beiden gezeigten Geräte sollen nur ein Beispiel sein für die fortlaufenden elektrischen Registriermethoden, die in den letzten Jahren zur Sicherung des Kranken während der

Anästhesie bei übergroßen Eingriffen entwickelt worden sind. Ich erwähne außer der beschriebenen Gasanalyse für Sauerstoff die Gasanalyse für Kohlensäure mit dem fortlaufend ablesbaren „Karbovisor" von BRINKMANN in Groningen, die Oxymetrie mit dem „Cyclopen", einem ebenfalls von BRINKMANN entwickelten Gerät zur kolorimetrischen Messung der prozentualen Sauerstoffsättigung des arteriellen Blutes, die direkt schreibenden Elektrokardiographen und Elektrencephalographen[1]) zur Überwachung der Herztätigkeit und zur Bestimmung der Narkosetiefe mit der exaktesten hierfür bekannten Methode: der Beobachtung der elektrischen Aktivität des Großhirns (UIJE, PARK). Außerdem erwähne ich die Geräte zur fortlaufenden Registrierung des Blutdruckes (BRECHT, Tübingen; MATTHES, Heidelberg) und den Cardiotachometer, auf dem die Pulsfrequenz direkt abgelesen werden kann.

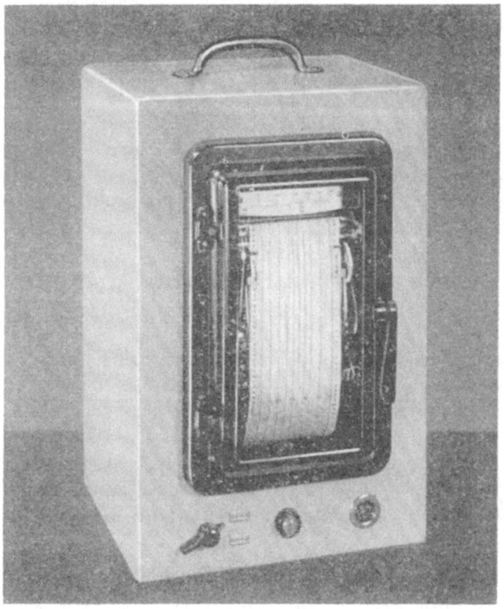

Abb. 2. Das Temperaturregistriergerät mit automatischer Zweifarbenschreibung.

Wie der moderne Flugzeugführer mit Hilfe seiner Geräte auch im Blindflug sicher sein Ziel erreicht, so streben wir an, mit Hilfe unserer fortlaufend registrierenden Apparate auch bei übergroßen Eingriffen und bei Ausschaltung der vegetativen Reflexe durch Ganglienblockierung stets ein sicheres Bild über Zustand und Situation des Kranken zu gewinnen und ihn sicher auch über bisher nicht denkbare Eingriffe hinwegzubringen.

Alle diese moderne Entwicklung möge Ihnen zeigen, daß sich die Anästhesiologie zu einer besonderen Wissenschaft und einem besonderen Fachgebiet entwickelt hat. Und ich bitte Sie alle, mitzuarbeiten an der Weiterentwicklung dieses unseres Faches — zum Wohl unserer Kranken.

## Literatur

BARK, J., Anaesthesist **3**, 73 (1954).
BRECHT, K., Anaesthesist **2**, 180 (1953).
BRINKMANN s. Ritsema VAN ECK, C. R., Anaesthesist **2**, 3 (1953).
FREY, R., und GÖPPERT, H., Anaesthesist **2**, 99 (1953).
GNÜCHTEL, W., Anaesthesist **3**, 83 (1954).
UIJE, Anaesthesist **3**, 70 (1954).

[1]) Hersteller: Siemens-Reiniger, Erlangen.

# Untersuchungen über die „Diffusionsatmung" des Menschen

von Dr. L. Barth
Anästhesist, Geschwulstklinik der Deutschen Akademie der Wissenschaften, Berlin-Buch

Bereits 1908 wurde von Volhard (16), 1909 von Meltzer und Auer (10) und in jüngerer Zeit von Draper und Whitehead und deren Mitarbeitern (4, 5, 6, 8, 9, 11—14, 17, 18) tierexperimentell nachgewiesen, daß der normale Gasaustausch an der Lungenoberfläche auch ohne aktive oder passive Atembewegungen eine Zeitlang vonstatten geht. Draper und Mitarbeiter nannten dieses Phänomen „*Diffusionsatmung*" (diffusion respiration).

Solange Blut durch die Lungenkapillaren zirkuliert, belädt sich das reduzierte Hämoglobin mit alveolarem Sauerstoff und erniedrigt den Gesamtgasdruck des Alveolarraumes um einen Betrag, der durch die Differenz zwischen dem aufgenommenen Sauerstoff und der ausgeschiedenen Kohlensäure gegeben ist. Es entsteht dadurch ein alveolarwärts gerichteter Luftstrom, welcher nach Volhard (16) einen Widerstand von 20 cm WS überwinden kann. Nach den Untersuchungen Drapers und seiner Mitarbeiter reicht der Effekt dieser von ihnen sog. „*Hämoglobin-Sauerstoffpumpe*" aus, den metabolischen $O_2$-Bedarf apnoischer Hunde für eine gewisse Zeit zu decken, vorausgesetzt, daß für die Dauer der Atemlähmung

1. eine adäquate Blutzirkulation,
2. freie Luftwege und
3. ein möglichst weitgehender Ersatz des Luftstickstoffs durch Sauerstoff in den Lungen und in dem damit kommunizierenden Raum

gewährleistet sind. Wird an Stelle einer sauerstoffreichen Atmosphäre normale Luft verwendet, so sterben die Tiere innerhalb weniger Minuten. Bei hinreichendem Stickstoffersatz durch Sauerstoff in der Alveolar- und Außenluft dagegen fanden Draper und Mitarbeiter eine normale Sauerstoffaufnahme während der ersten 30 Minuten der Atemlähmung. Von diesem Zeitpunkt an nahm die Sauerstoffaufnahmefähigkeit des Blutes infolge des Bohr-Effektes ab. Die Diffusionsatmung wird also durch die zunehmende $CO_2$-Akkumulation im Blut zeitlich begrenzt.

Enghoff, Holmdahl und Risholm (7) haben vorsichtige, dem Draperschen Vorgehen ähnliche Versuche am Menschen gewagt und bei sieben Patienten die durch Curare erzeugte subtotale bis totale Atemlähmung ohne passive Beatmung bis zu 7 Minuten ausgedehnt. Spirometrisch fanden sie teilweise eine erniedrigte, teilweise eine erhöhte $O_2$-Aufnahme während der Apnoe. Bei den in zwei Fällen durchgeführten Alveolar-Gasanalysen ergaben sich $CO_2$-Konzentrationen bis zu 11,4 Vol.% und $O_2$-Konzentrationen von 34 bzw. 58 Vol.% am Ende der Apnoeperiode. Im arteriellen Blut derselben Patienten wurden jedoch keine wesentlichen Veränderungen der $O_2$- und $CO_2$-Konzentrationen festgestellt.

Zum Zwecke der praktischen Anwendbarkeit des Verfahrens wurde für die folgenden Untersuchungen eine seit über einem Jahr an mehr als 300 Patienten ohne Zwischenfälle angewandte Methode benutzt, die mit anderen Mitteln die von Draper und Mitarbeitern angegebenen Bedingungen erfüllen soll.

## Methodik

Die Untersuchungen wurden an narkotisierten Patienten im Alter von 29—69 Jahren, die wegen karzinomverdächtiger oder tuberkulöser Lungenprozesse zur bronchoskopischen Diagnostik kamen, durchgeführt.

1—1½ Stunden nach Prämedikation mit 0,02 Morphin und 0,0004 Atropin wurde mit der Atmung von reinem Sauerstoff durch eine dichtsitzende Gesichtsmaske begonnen. An die Patienten erging dabei Aufforderung zur Hyperventilation. Die Stickstoffelimination erfolgte durch Abatmung der Exspirationsluft unter peinlicher Vermeidung jeder Rückatmung. Nach 5 Minuten $O_2$-Atmung begann durch zügige i. v.-Injektion von

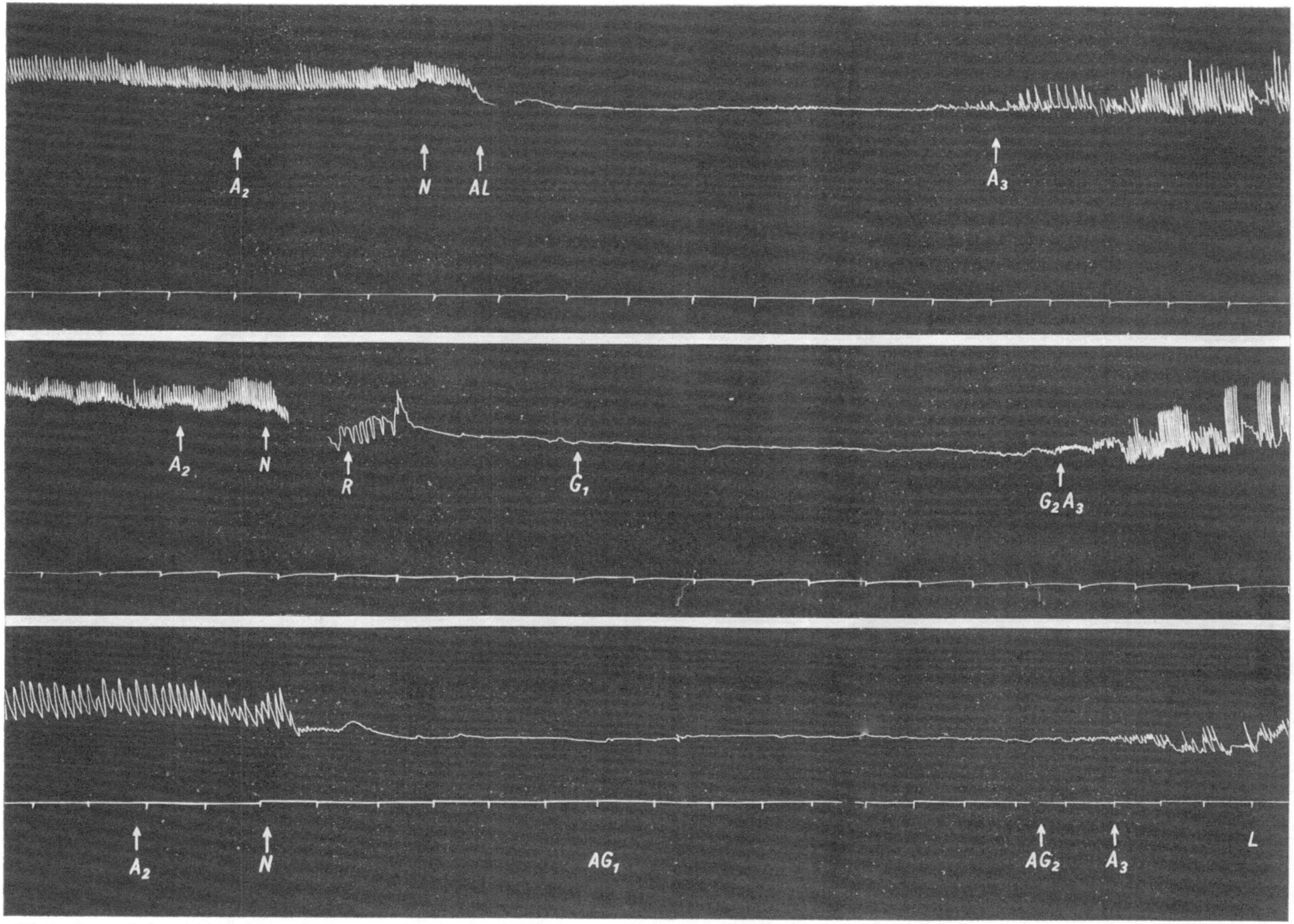


Abb. 1. Pneumatisch registrierte Atmungskurven vor, während und nach Diffusionsatmung. Die obere Kurve zeigt eine Atemlähmungsdauer von 8 Minuten, die mittlere eine solche von 12 und die untere von 15 Minuten. Zeitschreibung 60 Sekunden, A = Entnahme von Arterienblut, G bzw. AG = Alveolargasentnahme, N = Narkosebeginn, R = Relaxansgabe,

Inactin die Narkose, die durch anschließende Injektion eines kurzwirkenden Muskelrelaxans in atemlähmender Dosis vervollständigt und erforderlichenfalls durch Reinjektionen verlängert wurde. Nach Eintritt der Lähmung wurde mit der Bronchoskopie begonnen. Durch ein außen am Bronchoskop angebrachtes dünnes Rohr erfolgte während der Untersuchung ohne Üderdruck die Zuleitung von 2 l Sauerstoff pro Minute, die in erster Linie den Zweck verfolgte, durch einen schwachen, nach auswärts gerichteten Luftstrom das Eindringen von atmosphärischer Luft und deren Mischung mit dem sauerstoffreichen Alveolargasgemisch zu verhindern. Dieses Vorgehen bildet gewissermaßen einen Ersatz für die $O_2$-Kammer der DRAPERschen Versuchsanordnung und ähnelt dem von VOLHARD (16) angewandten Verfahren.

Alle im Rahmen der bronchoskopischen Diagnostik notwendigen Maßnahmen, wie Sekretentfernung durch Absaugen, Probeexzision und Benutzung von Winkeloptiken, wurden ohne Rücksicht auf die gasanalytischen Untersuchungen durchgeführt.

*Alveolargasanalysen:*

Die Entnahme von Alveolargasproben geschah zu verschiedenen Zeiten während der Atemlähmung durch einen möglichst weit auf der klinisch gesunden Seite in einen basalen Unterlappenast eingeführten Plastikkatheter. Mit Hilfe einer ca. 75 ccm fassenden, quecksilbergefüllten und beiderseits durch Zwei- bzw. Dreiwegehahn verschließbaren Burette wurde Alveolarluft aspiriert und nach HALDANE (1) analysiert. Während der Gasentnahme wurde der Sauerstoffzufluß unterbrochen.

*Blutgasanalysen:*

Die mit trockenen, paraffinierten Rekordspritzen unter Zusatz einer kleinen Menge Heparin perkutan aus der A. femoralis entnommenen Blutproben wurden sofort unter Paraffin gebracht und bis zur Analysierung nach der manometrischen Methode von VAN SLYKE und NEILL (15), die innerhalb der nächsten 5 Minuten stattfand, eisgekühlt aufbewahrt.

Die erste Blutentnahme erfolgte bei Luftatmung, die zweite nach 5 Minuten Sauerstoffatmung und die dritte kurz vor Wiederbeginn der Spontanatmung.

*$p_H$-Messungen:*

Die $p_H$-Messungen wurden an denselben Blutproben mit der Glaselektrode vorgenommen. Die bei Zimmertemperatur gefundenen Meßergebnisse sind — in Übereinstimmung mit BÜRGER (3) und an Hand der von uns mit 0,29 für eine Temperaturdifferenz von 18° C vielleicht etwas zu hoch ermittelten $p_H$-Differenz einer mit 5% $CO_2$ bei 38° C gesättigten und dann auf 20° C abgekühlten Blutprobe — auf Körpertemperatur (38° C) umgerechnet.

*Atmungsregistrierung:*

Die normale Atemtätigkeit sowie die Vollständigkeit der Atemlähmung wurde von einer um die obere Bauch- und untere Brustwand gelegten Blutdruckmanschette auf eine MAREY-Kapsel pneumatisch übertragen und kymographisch registriert.

## Ergebnisse

Die auf diese Weise erhaltenen Atmungskurven (Abb. 1) ließen alle Feinheiten der Atemtätigkeit, mitunter sogar die Herzaktionen während der Apnoe, erkennen. Sie zeigten eine völlige Atemlähmung in allen, mit Ausnahme von zwei Fällen, wo die Reinjektion des Relaxans um einige Sekunden zu spät kam und vorübergehend einige schwache Atembewegungen zuließ.

Die Atemlähmung wurde ohne Zwischenfälle bis zu 15 Minuten ausgedehnt, außerhalb dieser Untersuchungsreihe zweimal sogar bis zu 20 Minuten. Es traten weder bei diesen noch bei den über 300 ebenso behandelten Patienten irgendwelche Schäden oder unvorteilhafte Nachwirkungen auf.

Wie aus Tabelle 1 hervorgeht, wird durch die vorangehende Sauerstoffatmung wohl mehr als die Hälfte des Stickstoffs aus der Alveolarluft eliminiert und eine auf über 50% ansteigende Sauerstoffkonzentration aufgebaut. Diese kann durch den kontinuierlichen Sauerstoffzustrom während der Atemlähmung aufrechterhalten werden. Einige Atemzüge der Patienten genügen jedoch, die sauerstoffreiche Atmosphäre in den Alveolen völlig zu zerstören, wie die drei letzten Gasproben bei beginnender Atemtätigkeit zeigen.

Tabelle 1

Alveolare Sauerstoff-, Kohlendioxyd- und Stickstoffkonzentrationen bei Diffusionsatmung

| Sex. | Alter (Jahre) | Erkrankung | Zeitpunkt der Gasentnahme | $O_2$ alv. Vol.% | $CO_2$ alv. Vol.% | $N_2$ alv. Vol.% | Bemerkungen |
|---|---|---|---|---|---|---|---|
| m | 54 | BC li. OL | nach 2′ Atemlähm. | 65,8 | 3,1 | 31,1 | |
| m | 64 | BC re. OL | „ 3′ „ | 40,3 | 3,3 | 56,4 | |
| w | 64 | BC re. OL | „ 2′ „ | 53,0 | 5,0 | 42,0 | |
| | | | „ 8′ „ | 61,0 | 7,7 | 31,3 | |
| w | 29 | Tbc. pulm. | „ 3′ „ | 81,1 | 3,7 | 15,2 | |
| | | | „ 10′ „ | 43,5 | 6,7 | 49,8 | |
| m | 52 | Gastrektomie | „ 9′ „ | 78,9 | 7,4 | 13,7 | Ösophagoskopie |
| m | 63 | BC re. UL | „ 6′ „ | 26,0 | 4,4 | 69,6 | beg. Spontanatmung |
| m | 62 | BC re. OL | „ 11′ „ | 30,6 | 4,9 | 64,5 | beg. Spontanatmung |
| w | 63 | Bronchost. | „ 11′ „ | 25,2 | 7,0 | 67,8 | beg. Spontanatmung |

BC = Bronchial-Ca  OL = Oberlappen  UL = Unterlappen

Die $CO_2$-Konzentration in der Lungenluft ist wider Erwarten niedrig. Sie entspricht nicht den im Arterienblut gefundenen Werten und erlaubt den Schluß, daß die Gasproben keine reine Alveolarluft enthielten.

An Hand der Blutgasanalysen (Tab. 2) läßt sich feststellen, daß nach 5 Minuten Sauerstoffatmung in allen Fällen eine erhebliche Erhöhung der $O_2$-Konzentration und eine fast 100proz. Hämoglobinsättigung im arteriellen Blut stattgefunden hat.

Im Falle 10, der nach $O_2$-Atmung eine annähernd vollständige Hämoglobinsättigung vermissen läßt, muß mit einem arteriovenösen Kurzschluß gerechnet werden. (Die Kanüle lag sicher intraarteriell.)

Selbst nach 15 Minuten Atemlähmung ist die Sauerstoffkonzentration und Hämoglobinsättigung im arteriellen Blut noch wesentlich höher als bei Luftatmung. Eine Ausnahme bildet Fall 5, wo offenbar durch mehrfaches Absaugen großer Eitermengen aus beiden Hauptbronchien eine arterielle Sauerstoffuntersättigung zustande kam.

Die $CO_2$-Konzentrationen im arteriellen Blut steigen mit der Dauer der Atemlähmung sukzessiv an, erreichen jedoch auch nach den längsten Apnoeperioden nicht die von Beecher (2) u. a. bei unzureichender Lungenventilation beobachteten Werte. — Nach 15 Minuten Atemlähmung liegen die $p_H$-Werte im Bereich der für den Menschen mit einem $p_H$ von 7,0 angegebenen, von anderen Autoren aber schon mehrfach ohne Schaden unterschrittenen Gefahrenzone. Sie normalisieren sich innerhalb weniger Minuten nach Wiederbeginn der Atemtätigkeit.

## Diskussion

Diese an lungenkranken Patienten durchgeführten Untersuchungen zeigen, daß die Diffusionsatmung beim Menschen auch unter ungünstigen Voraussetzungen 15 Minuten lang ohne Gefährdung der Patienten aufrechterhalten werden kann.

Die hierbei angewandte Methodik ist den Anforderungen der Bronchoskopie angepaßt. Für diese Zwecke genügt eine Sauerstoffvoratmung von 5 Minuten. Es wird dadurch eine in allen Fällen ausreichende Sauerstoffanreicherung der Alveolarluft erzielt und eine optimale Sauerstoffsättigung des Blutes gewährleistet. Aus den mit abnahmetechnischen Schwierigkeiten verbundenen Alveolargasproben geht das nicht so eindeutig hervor wie aus den Blutgasanalysen.

Durch den schwachen, kontinuierlichen Sauerstoffzustrom während der Apnoe wird bei offener Verbindung nach außen das Einströmen von atmosphärischer Luft in die Lunge verhindert, der durch die Sauerstoffvoratmung erreichte Sauerstoffpartialdruck in den Alveolen aufrechterhalten und wahrscheinlich ein Teil der aus dem Lungenblut abdiffun-

Tabelle 2

Sauerstoff-, Kohlendioxyd- und H-Ionenkonzentrationen im arteriellen Blut bei Diffusionsatmung

| Nr. | Sex. | Alter (Jahre) | Erkrankung | Zeitpunkt der Blutentnahme | $O_2$-Konz. Vol.% | $O_2$-Kap. Vol.% | % $O_2$-Sättig. | ges. $CO_2$ Vol.% | $p_H$ (38° C) |
|---|---|---|---|---|---|---|---|---|---|
| | | | BC li. UL | Luftatmung | 13,56 | | | 49,8 | 7,41 |
| 1 | m | 64 | Teil- | nach 5′ $O_2$-Atmung | 17,25 | | | 47,9 | 7,42 |
| | | | atelektase | „ 14′ Atemlähm. | 17,87 | | | 62,5 | 7,13 |
| | | | BC re. OL | Luftatmung | 15,16 | 17,51 | 87 | 51,7 | 7,36 |
| 2 | m | 69 | Teil- | nach 5′ $O_2$-Atmung | 18,08 | 19,94 | 91 | 55,3 | 7,39 |
| | | | atelektase | „ 11′ Atemlähm. | 17,55 | | (88) | 62,9 | 7,22 |
| | | | BC re. OL | Luftatmung | 14,03 | 18,18 | 77 | 42,8 | 7,41 |
| 3 | m | 65 | Teil- | nach 5′ $O_2$-Atmung | 19,19 | 18,67 | 100 | 45,9 | 7,39 |
| | | | atelektase | „ 11′ Atemlähm. | 17,71 | 18,66 | 95 | 54,5 | 7,14 |
| | | | BC li. OL | Luftatmung | 17,28 | 19,26 | 90 | 45,6 | 7,39 |
| 4 | m | 53 | peripher | nach 5′ $O_2$-Atmung | 19,48 | 20,13 | 97 | 47,6 | 7,41 |
| | | | | „ 15′ Atemlähm. | 19,62 | 20,62 | 95 | 64,6 | 7,01 |
| | | | BC li. OL | Luftatmung | 16,73 | 18,45 | 91 | 47,7 | 7,17 |
| 5 | m | 54 | OL-Atelekt. | nach 5′ $O_2$-Atmung | 18,21 | 18,70 | 97 | 47,8 | 7,29 |
| | | | | „ 8′ Atemlähm. | 15,75 | | (84) | 48,4 | 7,13 |
| | | | BC li. OL | Luftatmung | 17,75 | 20,20 | 88 | 49,8 | 7,35 |
| 6 | m | 69 | | nach 10′ $O_2$-Atmung | 20,01 | 19,73 | 100 | 46,3 | 7,40 |
| | | | | „ 12′ Atemlähm. | 20,08 | 19,73 | 100 | 58,9 | 7,12 |
| | | | BC re. OL | Luftatmung | 13,96 | 18,36 | 76 | 51,5 | 7,38 |
| 7 | m | 51 | u. | nach 5′ $O_2$-Atmung | 18,36 | 18,61 | 99 | 50,9 | 7,35 |
| | | | Hauptbr. | „ 12′ Atemlähm. | 17,87 | 18,60 | 96 | 61,6 | 7,11 |
| | | | BC re. OL | Luftatmung | 11,82 | | (77) | 36,5 | 7,49 |
| 8 | w | 64 | Trachea- | nach 5′ $O_2$-Atmung | 15,01 | 15,32 | 98 | 44,3 | 7,49 |
| | | | einmauerung | „ 8′ Atemlähm. | 14,58 | 15,06 | 97 | 53,1 | 7,21 |
| | | | BC re. OL | Luftatmung | 18,52 | 20,39 | 91 | 47,8 | 7,31 |
| 9 | m | 64 | (Verdacht) | nach 5′ $O_2$-Atmung | 19,87 | 21,10 | 94 | 45,5 | 7,35 |
| | | | | „ 12′ Atemlähm. | 19,62 | 21,04 | 93 | 60,4 | 7,21 |
| | | | BC re. UL | Luftatmung | 12,85 | 17,70 | 73 | 41,4 | 7,37 |
| 10 | m | 61 | | nach 5′ $O_2$-Atmung | 14,31 | 16,96 | 85 | 41,5 | 7,32 |
| | | | | „ 15′ Atemlähm. | 13,06 | 17,17 | 76 | 52,4 | 7,04 |

Die eingeklammerten Zahlen sind mit Hilfe des Kapazitätswertes der vorhergehenden oder nachfolgenden Blutprobe berechnet.

dierenden $CO_2$ ausgewaschen. Daß eine partielle $CO_2$-Elimination durch diesen schwachen Sauerstoffstrom tatsächlich möglich ist, zeigen bereits Volhards Experimente. Bei ruhender $O_2$-Vorlage betrug die Überlebensdauer seiner vollcurarisierten Versuchstiere (Hunde und Kaninchen) 10—15 Minuten, bei schwachem $O_2$-Zustrom dagegen 60—90 Minuten. Meltzer und Auer (10) konnten durch ihre bekannte Insufflationsmethode unter Überdruck die Überlebensdauer apnoischer Hunde und Kaninchen sogar auf über 4 Stunden steigern.

Für die Bronchoskopie ist eine wesentlich über 2 l/min hinausgehende Verstärkung des Sauerstoffstromes nur in Ausnahmefällen angebracht. Das zufließende Gas wird unter diesen Umständen zu langsam erwärmt und verursacht infolgedessen störende Niederschläge an den Optiken und im Bronchoskop, welche sich auch durch entsprechende Schutzmittel nicht immer vermeiden lassen. Außerdem wird dadurch der große Vorteil der Bronchoskopie bei Atemlähmung, nämlich der sichere Schutz vor einer Tröpfcheninfektion, in Frage gestellt.

Die geschilderte Methode wurde auch bei acht Patienten mit nur einer resorptionsfähigen Lunge, nämlich bei sechs Pneumonektomierten und bei zwei einseitigen Totalatelektasen, als absolut sicher befunden. Wegen der optimalen Sauerstoffsättigung des Blutes kann sie gerade für Kranke im schlechtesten Allgemeinzustand empfohlen werden.

In der als sicher zu bezeichnenden Zeitspanne von 15 Minuten können fast alle bronchoskopischen Eingriffe bequem und ohne Hast erledigt werden.

## Zusammenfassung

Der Begriff „Diffusionsatmung" und die physiologischen Grundlagen dieses Vorganges wurden erläutert.

An Hand von Blut- und Alveolargasanalysen konnte gezeigt werden, daß selbst bei lungenkranken Patienten eine völlige Lähmung der Atemmuskulatur ohne jede künstliche Beatmung unter genau definierten Bedingungen bis zu 15 Minuten gefahrlos aufrechterhalten werden kann. Noch nach 15 Minuten Atemlähmung fanden sich wesentlich höhere Sauerstoffkonzentrationen im arteriellen Blut als bei Luftatmung. Die zunehmende $CO_2$-Akkumulation im Blut setzt der Diffusionsatmung jedoch eine zeitliche Grenze.

Die beschriebene Methode wurde ohne Zwischenfall und ohne nachteilige Folgen bei über 300 Patienten (darunter acht mit nur einer resorptionsfähigen Lunge) zur Broncho- und Ösophagoskopie in Atemlähmung angewandt, wobei in einem Falle die Apnoe bis zu 20 Minuten ausgedehnt wurde.

Das Verfahren, das bis zu einer Atemlähmungsdauer von 15 Minuten als gefahrlos bezeichnet werden kann, wird zur Anwendung empfohlen.

Herrn Dr. E. Negelein, stellvertretender Abteilungsleiter der biochemischen Abteilung unseres Institutes, sind wir für die Anleitung und Beaufsichtigung der Gasanalysen und $p_H$-Messungen, für die Ausarbeitung der Versuchsanordnung zur Korrektur der bei Zimmertemperatur gefundenen $p_H$-Werte sowie für zahlreiche wertvolle Ratschläge zu besonderem Dank verpflichtet. Frau E. Muth sind wir dankbar für ihre ausgezeichnete technische Assistenz.

## Literatur

1. Abderhalden, E.: Handbuch der biolog. Arbeitsmethoden. V 10. Urban & Schwarzenberg, Berlin-Wien 1938.
2. Beecher, H. K., und Murphy, A. J.: J. Thor. Surg. **19,** 50 (1950).
3. Bürger, M.: Einführung in die Patholog. Physiologie. 3. Aufl. G. Thieme, Leipzig 1949.
4. Draper, W. B., und Whitehead, R. W.: Anesthesiol. **5,** 262 (1944).
5. Draper, W. B., Whitehead, R. W., und Spencer, J. N.: Anesthesiol. **8,** 524 (1947).
6. Draper, W. B., und Whitehead, R. W.: Anesth. et Analges. **28,** 307 (1949).
7. Enghoff, H., Holmdahl, M. H., und Risholm, L.: Nature (London) **168,** 830 (1951); Acta Chirurg. Scand. **103,** 293 (1952).
8. Goldensohn, E. S., Busse, E. W., Spencer, J. N., Draper, W. B., und Whitehead, R. W.: Federation Proc. **7,** 223 (1948).
9. Goldensohn, E. S., Whitehead, R. W., Parry, T. M., Spencer, J. N., Groves, R. F., und Draper, W. B.: Amer. J. Physiol. **165,** 334 (1951).
10. Meltzer, S. J., und Auer, J.: J. exper. Med. **11,** 622 (1909).
11. Parry, T. M., Spencer, J. N., Whitehead, R. W., und Draper, W. B.: Anesthesiol. **10,** 615 (1949).
12. Roth, L. W., Whitehead, R. W., und Draper, W. B.: Anesthesiol. **8,** 294 (1947).
13. Spencer, J. N., Draper, W. B., Parry, T. M., und Whitehead, R. W.: Federation Proc. **7,** 119 (1948).
14. Spencer, J. N., Parry, T. M., Whitehead, R. W., und Draper, W. B.: J. Pharmacol. exper. Therapeut. **98,** 366 (1950).
15. van Slyke, D. D., und Neill, J. M.: J. Biol. Chem. **61,** 523 (1924).
16. Volhard, F.: Münch. med. Wschr. **55,** 209 (1908).
17. Whitehead, R. W., Spencer, J. N., Parry, T. M., und Draper, W. B.: Anesthesiol. **10,** 54 (1949).
18. Whitehead, R. W., Beshore, D. L. G., Draper, W. B., Spencer, J. N., und Parry, T. M.: Federation Proc. **7,** 264 (1948).

# Schlußwort

von Prof. Dr. W. FELIX
Direktor der Chirurgischen Universitätsklinik der Charité, Berlin

Meine sehr verehrten Damen und Herren!

Zum Verlauf der Tagung gestatten Sie mir noch ein kurzes Wort. Es sind eine Reihe großer, für die Entwicklung der Anästhesie sehr wichtiger Themen behandelt worden und es wurde lebhaft und anregend diskutiert. Wir durften nicht erwarten, daß die in Entwicklung begriffenen Aufgaben der Anästhesiologie heute schon erschöpfend dargestellt werden, aber sie sind jedenfalls so dargestellt worden, wie es dem gegenwärtigen Stand entspricht. Besonders hervorzuheben ist der sachliche Ernst, mit dem die einzelnen Vorträge gehalten wurden und die Tatsache, daß als Leitmotiv immer ein klinisch-ärztliches Denken gewirkt hat. Vorträge und Aussprache waren ungemein anregend, anregend für uns Ältere und, wie ich annehmen darf, ganz besonders auch für unsere Jugend. Möge aus dieser Anregung Antrieb und Verpflichtung für die junge Generation erwachsen.

Ich möchte mich in Ihrer aller Namen bei den Herren Referenten, den Herren Vortragenden und bei den Ausspracherednern auf das herzlichste bedanken. Wir haben eine kurze, inhaltsreiche und förderliche Tagung erlebt.

# I. P. Pawlow: Sämtliche Werke

**Zweite, ergänzte Auflage**
**(Übersetzung aus dem Russischen)**

Die deutsche Ausgabe von Pawlows „Sämtlichen Werken“ wird auf Grund der zweiten russischen Auflage herausgegeben. Die Übersetzung lehnt sich bei guter Lesbarkeit eng an den russischen Text an. Die Ausgabe umfaßt ebenfalls sechs Bände, von denen die Bände II und III in zwei Teilen erscheinen.

*Bisher liegen vor:*

Band II/1: VI und 244 Seiten - 2 Abbildungen - 5 Tafeln, davon 1 vierfarbige Tafel - DM 18,—
Band II/2: VI und 428 Seiten - 30 Abbildungen - 3 Kunstdrucktafeln - DM 23,—
Band III/1: XVI und 290 Seiten - 4 Abbildungen - 2 Kunstdrucktafeln - DM 16,—
Band III/2: IV und 380 Seiten - 4 Kunstdrucktafeln - DM 17,—
Band IV: XVI und 395 Seiten - 15 Abbildungen - 5 Kunstdrucktafeln - DM 18,—
Band V: VI und 452 Seiten - 15 Abbildungen - 1 Kunstdrucktafel - DM 22,—

Die restlichen Bände folgen in Abständen bis zum Juli 1954.
Sämtliche Bände im Format Gr.8⁰ sind in blauem Kunstleder gebunden und mit einem Schutzumschlag versehen. Der Gesamtpreis für alle sechs Bände beträgt DM 150,—.

*

Um der großen Zahl von Interessenten einen allgemeinen Überblick über die Lehren Pawlows zu geben, erschien ein Band

# I. P. Pawlow: Ausgewählte Werke

Dieser Auswahlband enthält besonders wichtige Aufsätze aus den Bänden I bis IV der Gesamtausgabe. Er ist geeignet für alle Interessenten auf den Gebieten der

Physiologie / Biologie / Psychologie / Pädagogik
Linguistik / Gesellschaftswissenschaft / Philosophie

VIII und 514 Seiten - 1 Kunstdrucktafel - In blauem Kunstleder DM 12,50

Bestellungen durch eine Buchhandlung erbeten

Sonderprospekt auf Wunsch

AKADEMIE-VERLAG · BERLIN W 8

FSC
www.fsc.org
MIX
Papier | Fördert
gute Waldnutzung
FSC® C083411

Zeitfracht Medien GmbH
Ferdinand-Jühlke-Straße 7
99095 Erfurt, Deutschland
produktsicherheit@kolibri360.de